带你走进人体 探索无尽奥秘

人体大百科

超权威人体科普+百余幅全彩大图

郭全义◎主编

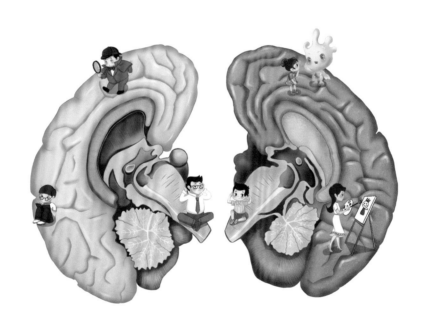

吉林科学技术出版社

图书在版编目（CIP）数据

人体大百科 / 郭全义主编. -- 长春 ：吉林科学技术出版社，2024.11
  ISBN 978-7-5578-7979-2

  Ⅰ. ①人… Ⅱ. ①郭… Ⅲ. ①女性－保健－儿童读物 Ⅳ. ①R173-49

中国版本图书馆CIP数据核字(2020)第267525号

人体大百科
RENTI DA BAIKE

主　　编	郭全义
出 版 人	宛　霞
策划编辑	朱　萌　丁　硕
责任编辑	张　楠
助理编辑	刘凌含
封面设计	王　婧
制　　版	长春美印图文设计有限公司
幅面尺寸	210 mm×285 mm
开　　本	16
印　　张	11.5
字　　数	184千字
印　　数	1～5 000册
版　　次	2024年11月第1版
印　　次	2024年11月第1次印刷

出　　版	吉林科学技术出版社
发　　行	吉林科学技术出版社
地　　址	长春市福祉大路5788号出版大厦A座
邮　　编	130118
发行部电话/传真	0431-81629529　81629530　81629531
	81629532　81629533　81629534
储运部电话	0431-86059116
编辑部电话	0431-81629518
印　　刷	吉林省吉广国际广告股份有限公司

书　　号	ISBN 978-7-5578-7979-2
定　　价	49.90元

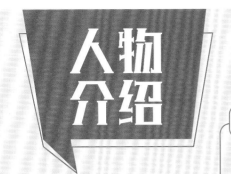

人物介绍

小水滴

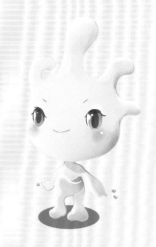

我叫水萌萌，是来自大海经过净化的一滴水，勇敢且乐于助人。我跟着一个四口之家游历了人体王国，对未知充满好奇的我遇到了形形色色的人，帮助人类完成了很多非常棘手的事情。我从来没有想过，自己竟然有这么大的能量。

妈妈

我是一个幸福的妈妈，有一对可爱的儿女。我专注于养生，每一天我都元气满满。

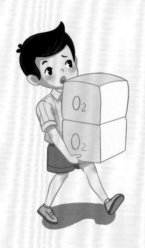

哥哥

我是一个刚进入青春期的大男孩，我热爱运动，篮球、足球是我喜欢的体育项目。

爸爸

我是一个上班族，每天为生活奔忙。由于长时间坐在办公室，下班后我经常腰酸背痛，家人们都劝我多锻炼身体。我敲开了健身中心的大门，不过似乎很难坚持呢！

妹妹

我是一个上幼儿园大班的小女孩。我经常会问老师、爸爸、妈妈、哥哥各种问题。我喜欢吃甜品，穿漂亮的小裙子。

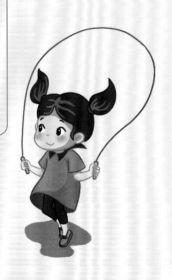

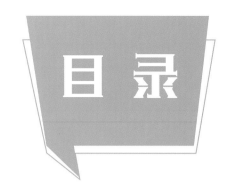

目 录

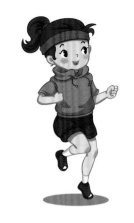

我们的骨骼与肌肉

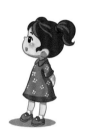

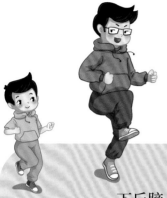

我们的神经系统

我们的消化系统

我们的大脑

我们的肺部与免疫系统

我们的心血管系统

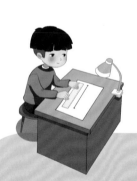

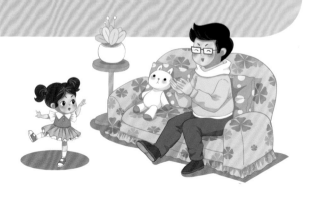

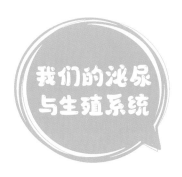

我们的泌尿
与生殖系统

我们的
皮肤与毛发

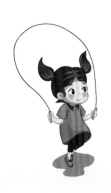

生命的
周期

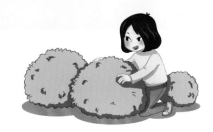

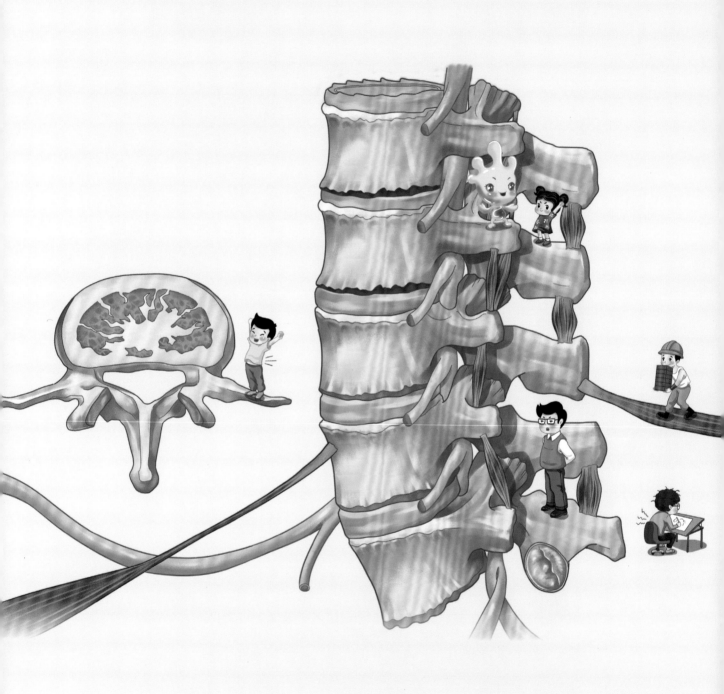

我们的骨骼与肌肉

骨头的发育

爸爸早上起来做操，骨头发出咯吱咯吱的声音。哥哥很好奇地问爸爸："为什么新生儿的骨头比成人多呢？骨头对人体有哪些作用呢？"怀着这样的疑惑，我们和小水滴来到了爸爸的骨骼，想要了解骨头生长发育的奥秘！

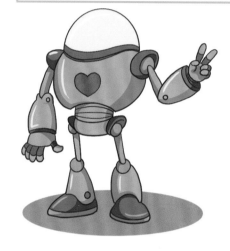

骨头是以骨组织为主体构成的器官，在结缔组织或软骨基础上发育（骨化）形成。

为什么成年人只有206块骨头

成人的骨头共有206块，骨头按部位可分为颅骨、躯干骨和四肢骨。但儿童的骨头却比大人多，因为儿童的骶椎有5块，长大成人后合为1块骶骨了；儿童的尾椎有3~4块，长大后也合成了1块尾骨；儿童有2块髂骨、2块坐骨和2块耻骨，到成人后就合并成2块髋骨了。这样加起来，儿童的骨头要比大人多许多，初生婴儿一般拥有305块骨头。

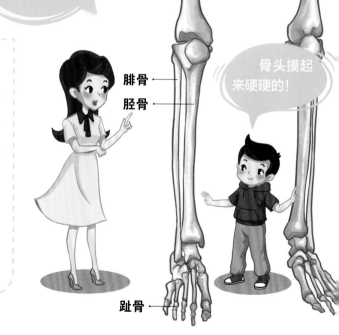

颅

肩胛骨

胸骨

尺骨

髋骨

指骨

骨头的成分不含水，骨头中的骨髓能够造血！

骨头摸起来硬硬的！

腓骨
胫骨

趾骨

人在不同的年龄阶段，骨头的有机物与无机物的比例也不同。

儿童及少年的骨头比成年人的骨头的柔韧度及可塑性高。

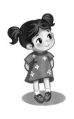

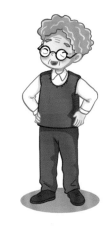

老年时期骨头会变松脆。

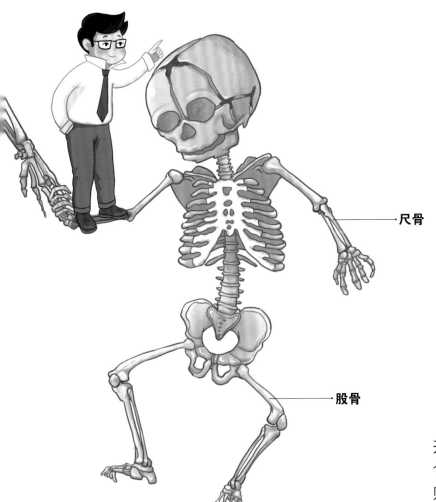

尺骨

股骨

经常锻炼可促进骨头的良好发育，否则易出现骨质疏松。

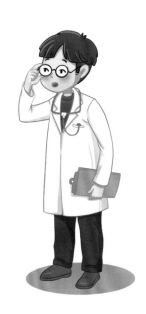

人的骨头，早在胎龄 2 月时就开始形成。此后不断生长，女子到 16 岁左右骨头才会停止生长，男子则长到 18 岁左右。

脑颅

妹妹去书架取书时，不小心被开着的柜子门磕到了额头。妈妈看到后赶紧上前查看，妹妹正捂着自己的额头说："好痛，我是不是把脑门磕破了，都鼓起大包了。"妈妈查看后，说："不要紧，妈妈一会儿给你冷敷就好了，你的脑颅是很坚硬的，不会碰一下就破的。"妹妹很是好奇，于是妈妈给妹妹科普了关于脑颅的科学知识。

我们的头骨大部分都是成对出现的，所以我们的头部两侧是对称的。

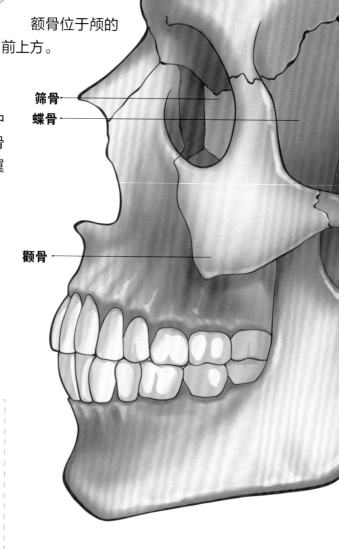

额骨

额骨位于颅的前上方。

筛骨

蝶骨

蝶骨位于颅底中央，分蝶骨体、蝶骨大翼、蝶骨小翼和翼突四部分。

颧骨

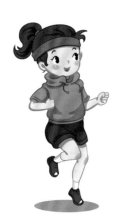

脑颅由8块十分坚硬的骨头组成，其中包括成对的顶骨和颞骨，不成对的额骨、蝶骨、枕骨和筛骨。

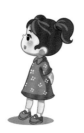

相互连接的颅骨

当我们还是婴儿的时候，脑颅骨主要由软组织连接在一起，这样有助于婴儿的脑组织生长，等到婴儿长到18个月的时候，脑颅骨骨缝间的软组织被骨性关节代替，这些脑颅骨就会相互锁起来，变得十分坚硬。

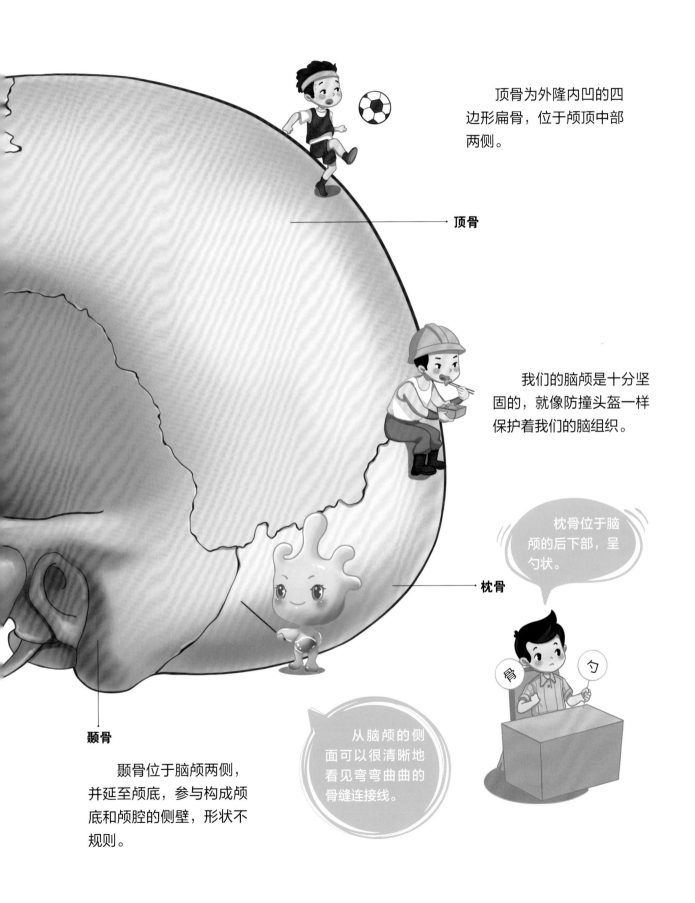

顶骨为外隆内凹的四边形扁骨，位于颅顶中部两侧。

· 顶骨

我们的脑颅是十分坚固的，就像防撞头盔一样保护着我们的脑组织。

枕骨位于脑颅的后下部，呈勺状。

· 枕骨

颞骨

颞骨位于脑颅两侧，并延至颅底，参与构成颅底和颅腔的侧壁，形状不规则。

从脑颅的侧面可以很清晰地看见弯弯曲曲的骨缝连接线。

骨   勺

剑突

爸爸带全家人去射箭俱乐部玩，正式射箭前，工作人员让哥哥戴上护胸。哥哥看到护胸，想起了古代的护心镜。在冷兵器战场，护心镜可以避免暗箭射中心脏。人体内部，也有一个心脏护卫，它就是"剑突"。

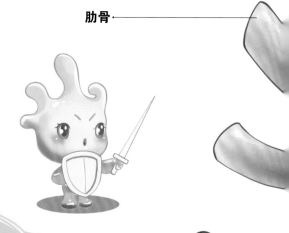

肋骨

剑突扁而薄，形状变化较大，下端游离。

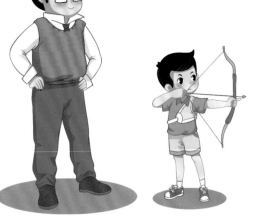

剑突能起到保护心脏的作用。

胸骨从上而下可分为胸骨柄、胸骨体和剑突三部分。

胸骨体

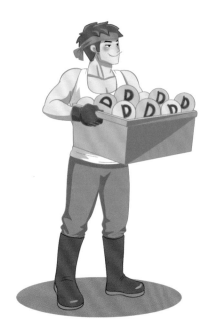

剑突发育不好一般都是缺乏维生素 D 和钙引起的。

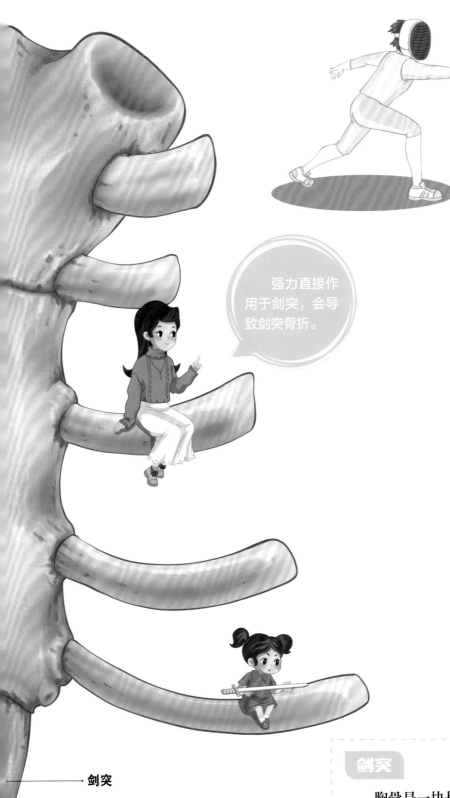

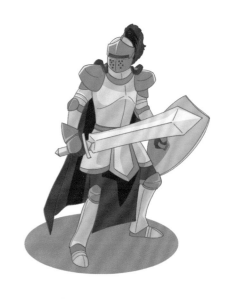

胸骨的模样很像一把向下的剑,而剑突是胸骨最下面的部分。

强力直接作用于剑突,会导致剑突骨折。

剑突

剑突

胸骨是一块长方形扁骨,它位于胸前壁正中,起到保护胸腔内脏器的作用。胸骨的下端有一块形状变化较大的薄骨片,称为剑突。剑突的位置在胸骨体的下端,起到保护心脏的作用。

腰椎

时间一晃快到中午了，妈妈与闺密有个约会，于是决定打扮得时髦一点出去逛街。妈妈挑了好几件衣服给爸爸看，爸爸建议妈妈不要穿高跟鞋，因为妈妈的腰不太好，穿高跟鞋容易增加腰部的压力，造成腰痛。哥哥很好奇，为什么妈妈会腰痛，于是与水萌萌一起组团进入妈妈的腰椎关节。

女人爱美，但一定要避免受凉，寒热交接的季节，腰椎病易复发。

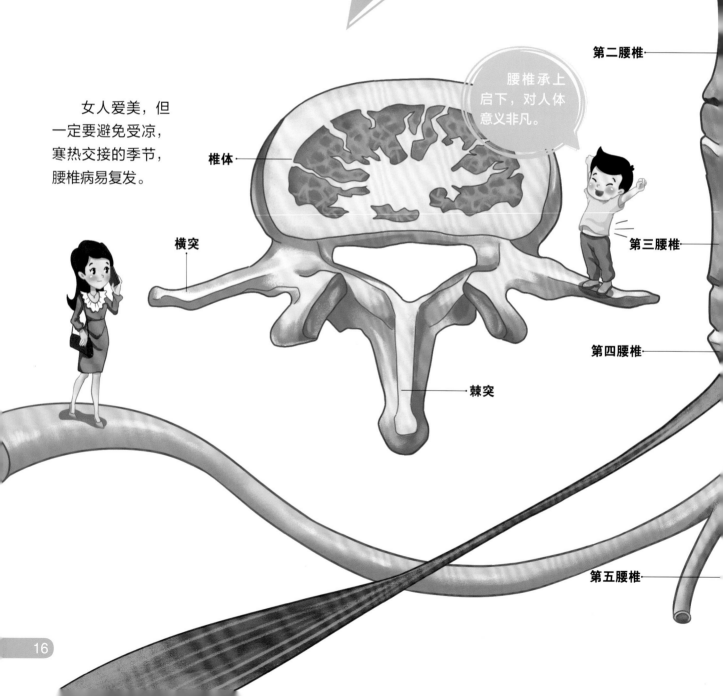

腰椎承上启下，对人体意义非凡。

第一腰椎
椎体

第二腰椎

椎体

横突

第三腰椎

棘突

第四腰椎

第五腰椎

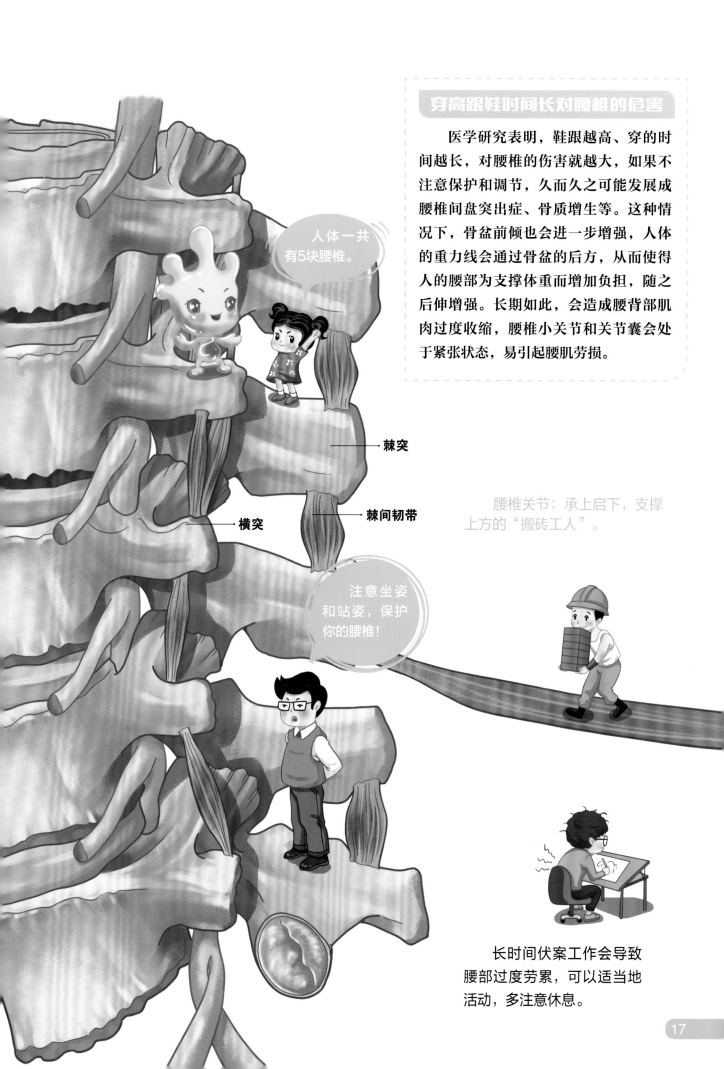

医学研究表明，鞋跟越高、穿的时间越长，对腰椎的伤害就越大，如果不注意保护和调节，久而久之可能发展成腰椎间盘突出症、骨质增生等。这种情况下，骨盆前倾也会进一步增强，人体的重力线会通过骨盆的后方，从而使得人的腰部为支撑体重而增加负担，随之后伸增强。长期如此，会造成腰背部肌肉过度收缩，腰椎小关节和关节囊会处于紧张状态，易引起腰肌劳损。

人体一共有5块腰椎。

棘突

棘间韧带

横突

腰椎关节：承上启下，支撑上方的"搬砖工人"。

注意坐姿和站姿，保护你的腰椎！

长时间伏案工作会导致腰部过度劳累，可以适当地活动，多注意休息。

手骨

手是人体重要的组成部分，我们依赖手拿筷子吃饭、拿笔写字、游戏娱乐等。手能够为我们做很多事情，但是脚却很难做到。哥哥不懂，为什么手比脚灵活？据说，这是进化的结果，人类的进化过程中四肢有了不同的分工，手越用越灵活，脚却只起到支撑身体的作用……

人体的器官中，最精巧的部分是手部的关节和肌肉，也是手最宝贵的部分。因此手才可以做非常精细、灵巧的活儿。

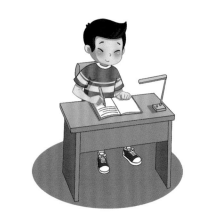

手是使人能够具有高度智慧的三大重要器官之一。

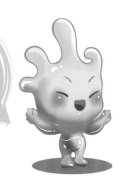

可以经常活动手指关节，避免手指劳累。

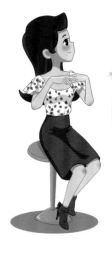

越勤快地用手，手就会越灵活。

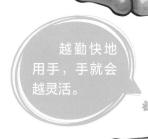

什么是对掌运动

对掌运动是指拇指尖的掌面和其他各指的掌面相接触的运动，对掌运动是人手所特有的运动，是人手作为劳动器官所特有的功能。对掌运动使手的运动更灵活，而脚不能做这种运动，因此脚没有手灵活。

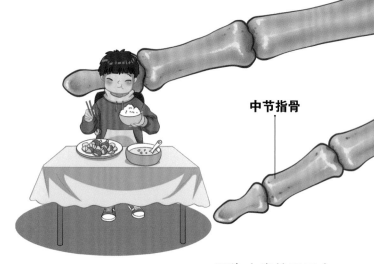

中节指骨

因为人类的手具有对掌和对指功能，所以可以很灵巧地拿住、握紧物体。

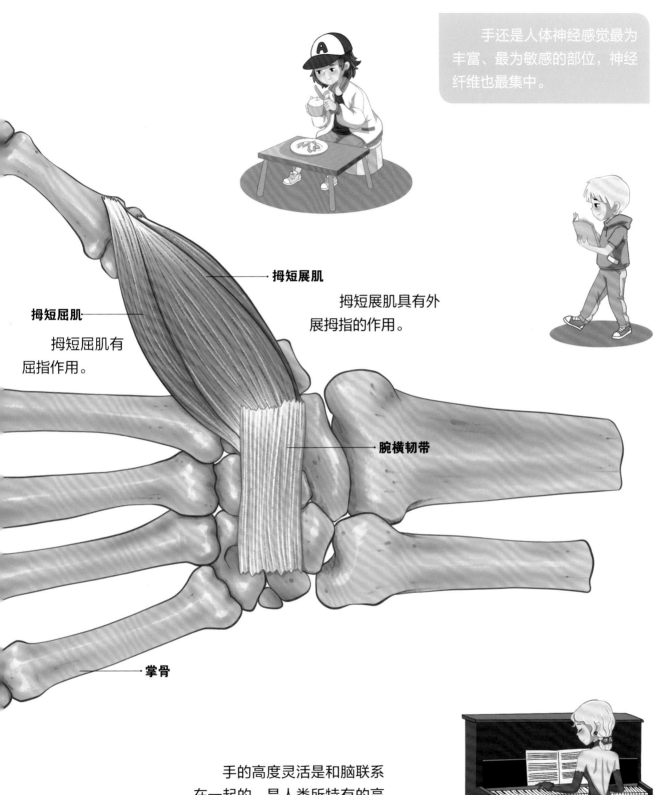

拇短展肌

拇短展肌具有外展拇指的作用。

拇短屈肌

拇短屈肌有屈指作用。

腕横韧带

掌骨

手的高度灵活是和脑联系在一起的，是人类所特有的高度进化的结果。可以说，手是人的第二大脑。

骨盆

爸爸喜欢跷着二郎腿看电视，妹妹也喜欢模仿爸爸。妈妈看到后，阻止了两个人的行为。跷二郎腿有很多危害，其中最大的危害是造成骨盆前倾。骨盆是连结上半身和下半身的"枢纽"，骨盆倾斜的危害颇大，它会造成周边的肌肉酸痛和骨骼变形。

骨盆前倾的主要原因是腹部肌肉力量过于薄弱，与腰部力量失衡所致。

跷二郎腿的危害很多，会造成骨盆前倾等多种问题。

妹妹不可以学爸爸，以后一定要改掉这个姿势。

左髋骨

髂窝

髋臼

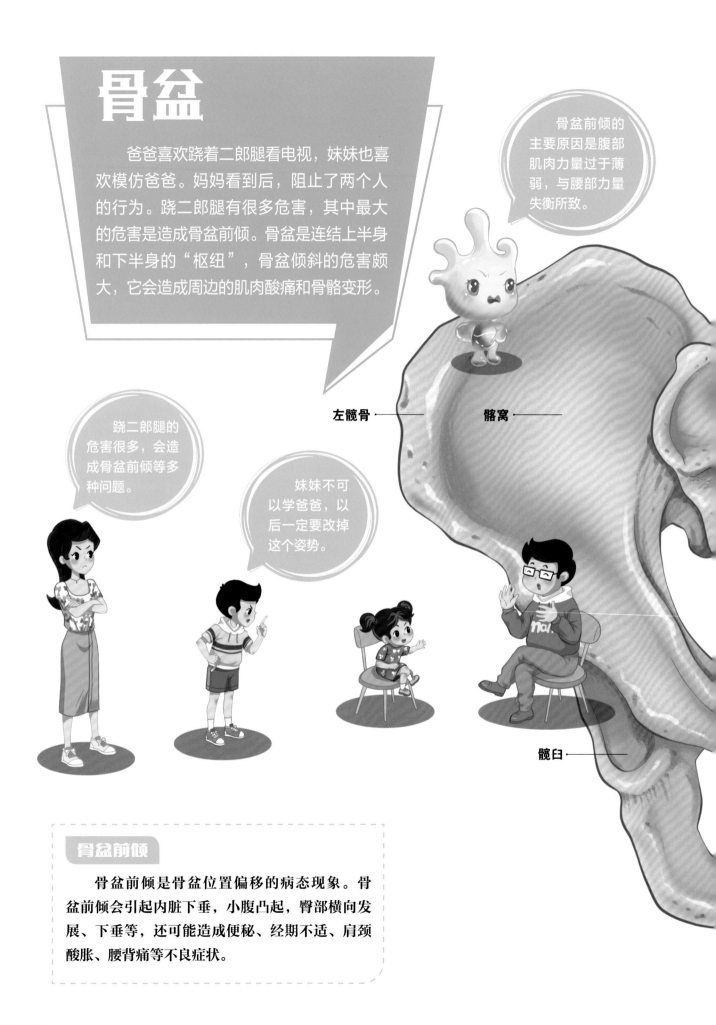

骨盆前倾

骨盆前倾是骨盆位置偏移的病态现象。骨盆前倾会引起内脏下垂，小腹凸起，臀部横向发展、下垂等，还可能造成便秘、经期不适、肩颈酸胀、腰背痛等不良症状。

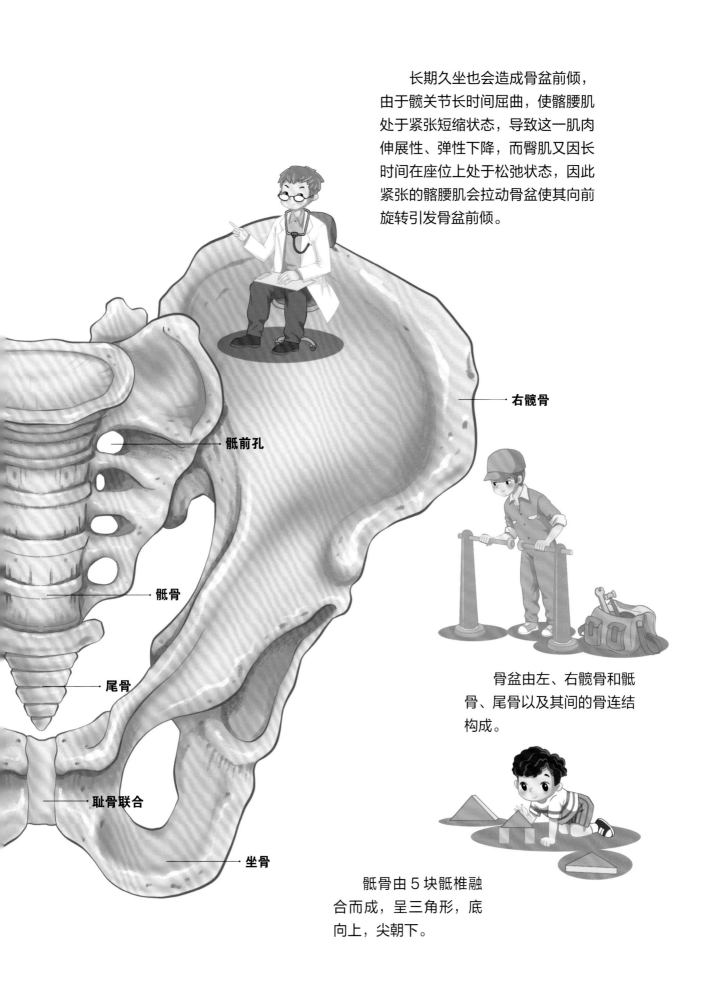

长期久坐也会造成骨盆前倾，由于髋关节长时间屈曲，使髂腰肌处于紧张短缩状态，导致这一肌肉伸展性、弹性下降，而臀肌又因长时间在座位上处于松弛状态，因此紧张的髂腰肌会拉动骨盆使其向前旋转引发骨盆前倾。

右髋骨

骶前孔

骶骨

尾骨

耻骨联合

坐骨

骨盆由左、右髋骨和骶骨、尾骨以及其间的骨连结构成。

骶骨由5块骶椎融合而成，呈三角形，底向上，尖朝下。

股骨

　　骨是人体的支架，人体的生长、发育都离不开骨的支撑。由于骨在人体各部分的位置、功能不同，它们的形状也不同。医学上，骨按照形态可分为长骨、短骨、扁骨和不规则骨。哥哥对股骨很好奇，一直问妈妈，于是我们来到哥哥的股骨，了解股骨的结构与作用。

髋骨•

股骨头•

股骨有什么作用呢？

股骨的主要作用是承重。

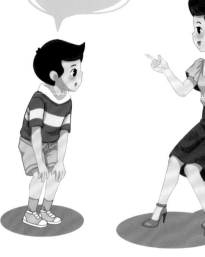

股骨是人体最重要的骨骼，股骨在骨盆下段及膝盖上段，就是我们大腿的位置。

股骨也是全身最长、最结实的长骨。

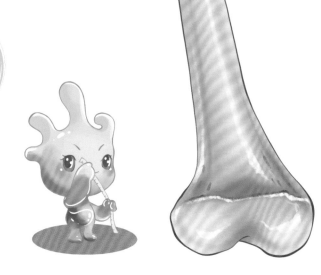

股骨也叫大腿骨，是骨骼系统中最大的骨，支撑着人体整个上半身的重量。

股骨的股骨头与对侧的髋臼一起构成髋关节，而且髋关节是人体负重第二大的关节，仅次于踝关节。股骨头的病变会影响髋关节的活动，导致髋部疼痛，严重时会导致行走不便。

股骨颈

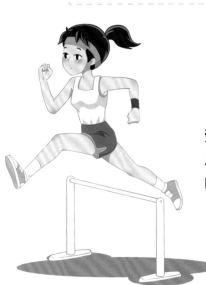

人的直立行走、活动、劳动都依靠股骨头的支撑作用，股骨头也是最容易受伤的部位。

股骨头下方较细的部分称股骨颈，它与股骨体的夹角称颈干角。

股骨体
股骨体是重要的承重骨。

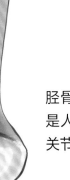

股骨下端与髌骨、胫骨上端构成膝关节，是人体最大、最复杂的关节。

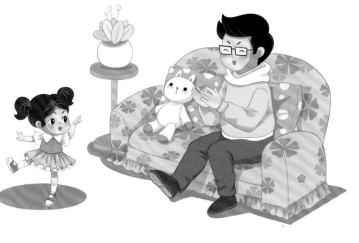

尾骨

科学证明，人类是由古猿进化而来的。但是，人类为什么没有尾巴呢？为了解答妹妹的疑惑，我们来到尾骨。在达尔文进化论中，人类在直立行走后就已经不需要尾巴来保持平衡了，因此尾巴被淘汰了。有说法称，人类的尾骨正是退化后的尾巴……

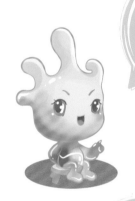

尾骨在人体脊柱的最尾端，我们坐下来时，尾骨会经常与板凳接触。

尾骨与盲肠一样都是退化的器官。

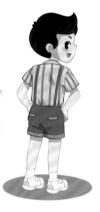

尾骨对支撑人体内脏的盆底肌起着固定作用，因而对盆腔器官起到保护作用。

尾骨·

达尔文进化论

"物竞天择，适者生存"是达尔文进化论的核心思想，它指的是自然界生物优胜劣汰的自然规律，后也用于人类社会的发展。为了生存，物种必须不断进化，才能适应生存环境的变化，不被淘汰。

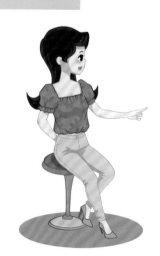

如果没有尾骨，当人们摔跤且臀部先着地时，很容易将震动传导至大脑，对脑组织造成伤害，于是尾骨的作用就显示出来。

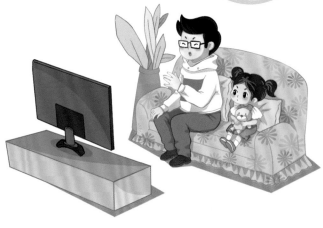

尾骨与脊柱底部的骶椎有一段距离，这段空隙就是缓冲带，保护脊柱不会直接碰触地面。

尾骨呈三角形，一般在 30 ～ 40 岁才融合完成。

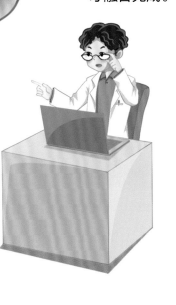

尾骨位于骶骨下方，由 3 ～ 4 块退化的尾椎融合而成。

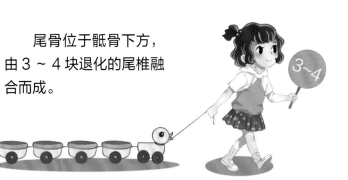

我们平时应保持良好的坐姿，减轻对脊椎的压迫。同时多运动，减少尾骨受伤的机会。

足骨

体育课上，老师让学生自由活动。哥哥决定和小伙伴比赛蹦跳，他们想试试只靠蹦跳，一分钟能跳多远。每个人的蹦跳成绩都很差，老师说蹦跳会消耗腿部过多的力量，而一前一后地走路则不会。脚步的前后交错能让人快捷、稳定地移动。

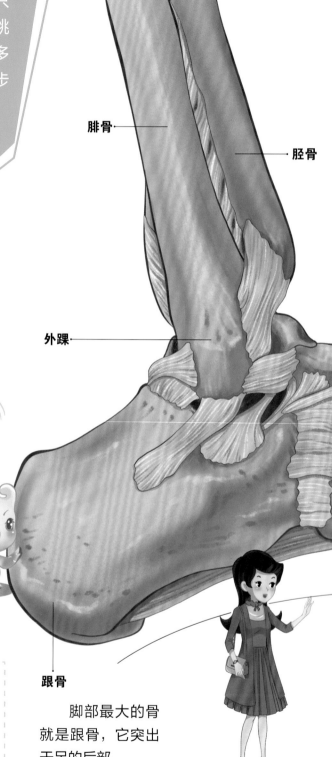

腓骨

胫骨

外踝

跟骨

脚部最大的骨就是跟骨，它突出于足的后部。

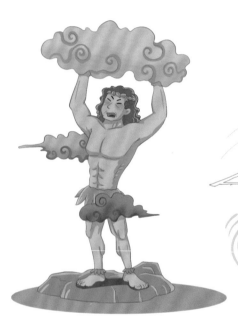

足：重要的负重器官——承担体重的大力士。

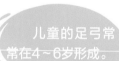

儿童的足弓常常在4～6岁形成。

脚是人的第二心脏

脚是人体最重要的负重器官和运动器官。脚支撑着我们每天走路，它也被称为第二心脏。脚的构造非常神奇，人的每只脚上具有26块骨头、33个关节、20条大小不同的肌肉，还有114条韧带。

足弓是人体直立、步行及
负重时重要的"装置"。

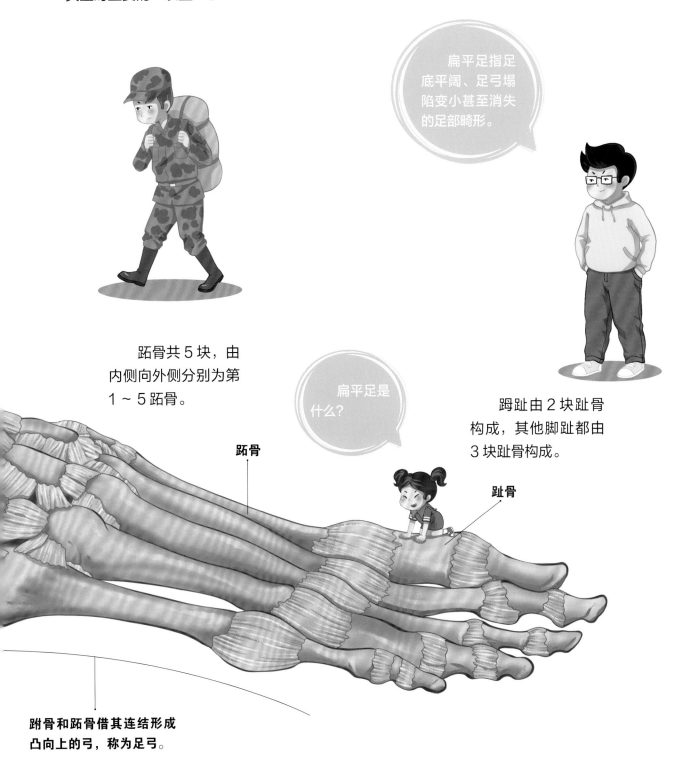

扁平足指足
底平阔、足弓塌
陷变小甚至消失
的足部畸形。

跖骨共 5 块，由
内侧向外侧分别为第
1 ~ 5 跖骨。

扁平足是
什么？

跗趾由 2 块趾骨
构成，其他脚趾都由
3 块趾骨构成。

跖骨

趾骨

**跗骨和跖骨借其连结形成
凸向上的弓，称为足弓。**

足关节包括距小腿（踝）关节、跗骨
间关节、跗跖关节、跖骨间关节、跖趾关
节和趾骨间关节。

骨髓

上学路上，哥哥常能看到地铁外的爱心献血车。哥哥很想献血帮助别人，因此哥哥准备在他18周岁生日那天去献血。妹妹很好奇，献血对身体有坏处吗？我们献出的血液，身体还会重新生成吗？为了解开妹妹的好奇心，水萌萌带着妹妹来到哥哥的人体造血厂——骨髓。

骨密质

原来骨头里还有骨髓。

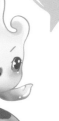

骨髓分为红骨髓和黄骨髓。

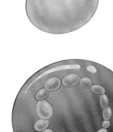

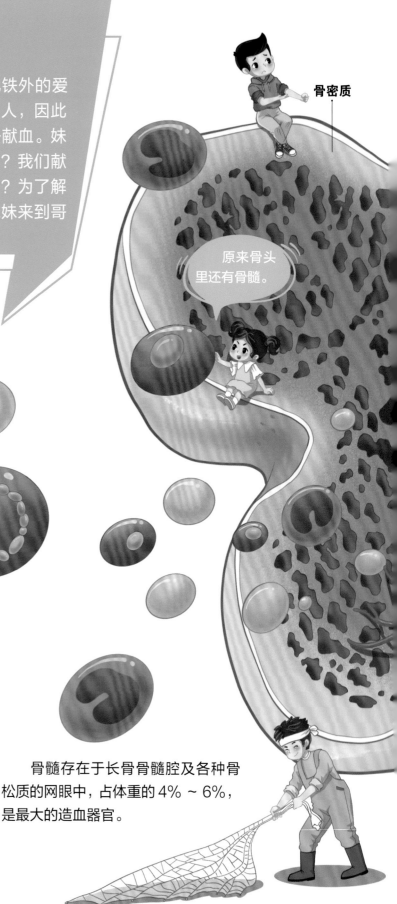

献血对身体有害吗

合理、有规律地献血对人体的好处很多，因为献血可以促进血液的新陈代谢。但是，献血时需要找到正规渠道，献血工具需要保证清洁无菌，否则可能从不干净的献血工具上感染疾病。献血不宜太频繁，频繁献血可能导致造血系统衰竭。

骨髓存在于长骨骨髓腔及各种骨松质的网眼中，占体重的 4% ~ 6%，是最大的造血器官。

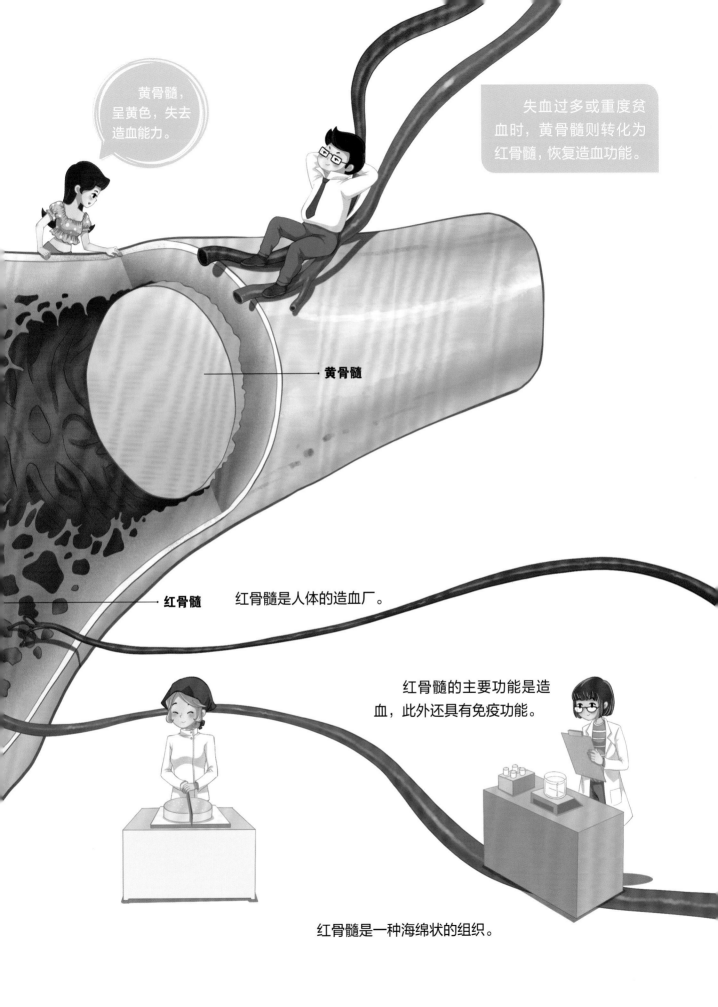

骨质

妈妈买了几盒钙片，准备送给爷爷和奶奶。妹妹看到很好奇："妈妈，为什么要送爷爷奶奶钙片呢？"妈妈笑着说："这样可以预防骨质疏松。"妹妹感到更加不解了："什么是骨质疏松呢？骨头还有什么我不知道的秘密吗？"水萌萌拉着妹妹的手，进入了妈妈的骨质，她们首先看到的是一片像"蜂巢"一样的结构……

骨在结构上主要分为密质骨和松质骨。

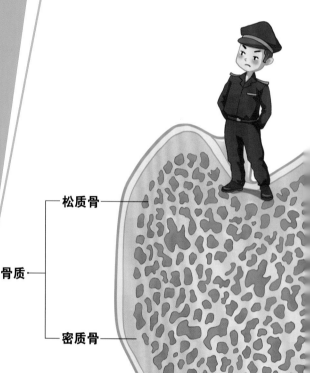

松质骨

骨质

密质骨

致密的骨组织被称为骨密质或密质骨。密质骨致密坚实，耐压性强，布于骨的表面。

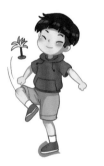

密质骨和松质骨都属于骨组织，一同又构成了骨质。

骨膜

疏松的骨组织被称为骨松质或松质骨。

松质骨有维持骨骼形态的作用，还有一定的造血功能。

松质骨的骨密度低于皮质骨，而且富有弹性。

松质骨是由许多针状或片状的叫作骨小梁的骨质互相交织构成的。

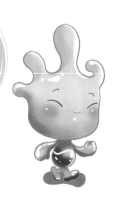

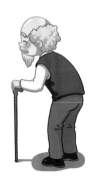

骨髓腔

骨质疏松

骨质疏松症是最常见的骨骼疾病，是一种以骨量低、骨组织微结构损坏导致骨脆性增加，易发生骨折为特征的全身性骨病。常说的骨质疏松主要是指原发的骨质疏松，比较多见的是两类：一类是女性绝经后由于雌激素水平减少而造成的骨钙大量流失发生的骨质疏松；另一类是退行性的，人到老年以后骨头的结构代谢变化发生的骨质疏松，这一类骨质疏松发生在70岁以上的老年人。

运动可使骨小梁增粗，长期不活动时，骨小梁退化变细，导致骨质疏松。

骨小梁是皮质骨在松质骨内的延伸部分，在骨髓腔中呈不规则立体网状结构。

密质骨

松质骨

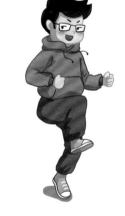

松质骨的脚手架结构有助于维持骨骼形态，抵抗压力。

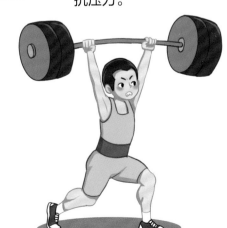

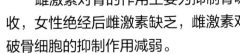

雌激素对骨的作用主要为抑制骨吸收，女性绝经后雌激素缺乏，雌激素对破骨细胞的抑制作用减弱。

滑膜关节

妈妈今天没有去健身房锻炼，妹妹问妈妈为什么今天不去呢？妈妈说今天要让关节休息一下。"关节是什么？为什么要休息呢？"妹妹好奇地继续问道。爸爸正好走过来，说："不如让水萌萌带我们去看一看关节，这样正好解答你的疑问。"

关节就像齿轮的轴承，人们的一举一动都离不开关节。

滑膜关节是骨连结的主要形式之一，它具有很大的活动性。

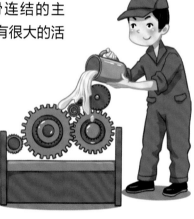

韧带

滑膜

滑膜关节由两块或两块以上的骨头构成，并且骨头与骨头之间有含滑液的腔隙，借其周围的结缔组织相连结。

关节囊的内层是滑膜，由薄而柔润的疏松结缔组织膜构成。

关节的主要功能是协助肢体活动，所以锻炼身体前一定要做好热身活动，避免出现突然的运动，引起软骨的损伤。

关节囊是由纤维结缔组织膜构成的囊，附着于关节的周围，并与骨膜融合续连，它包围关节，封闭关节腔。关节囊分内外两层，内层为滑膜，外层为纤维膜。

纤维膜

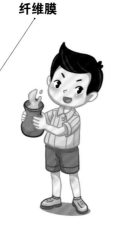

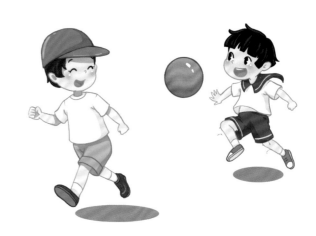

滑液

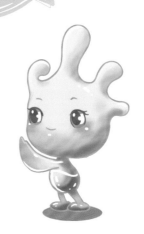

关节软骨可以减少关节间的摩擦。关节软骨朝向关节腔的面较为光滑，便于骨与骨之间的运动。

滑液是骨骼运动的"润滑液"。

什么是滑膜关节

间接连结又称为滑膜关节或关节，为相对骨面间互相分离，充以滑液的腔隙，仅借其周围的结缔组织相连结。滑膜关节是骨连结的最高形式，具有很大的活动性。

肩关节

每次奔跑，哥哥都很注意摆动自己的双臂。摆臂在跑步中不仅发挥着平衡重心和协调肢体的功能，在冲刺时还能起到助力加速的作用。摆臂需要身体的多块肌肉参与运动，但让肌肉动起来的关键在于关节。今天我们来到哥哥的肩关节，了解它在运动时的作用。

三角肌 ·———

肩关节是指上肢与躯干骨连结的部分。

肩关节是什么呢？

肩关节由肩胛骨关节盂和肱骨头构成，属球窝关节，是上肢最大、最灵活的关节。

最灵活的关节

肩关节是人体中运动范围最大、最灵活的关节。肩关节前下方肌肉较少，同时关节的球窝结构也比较浅，使肩关节得以最大限度地运动。但正因为如此，肩关节的结构稳定性相对较差，当人跌倒而手部着地的时候往往会导致肩关节脱位。

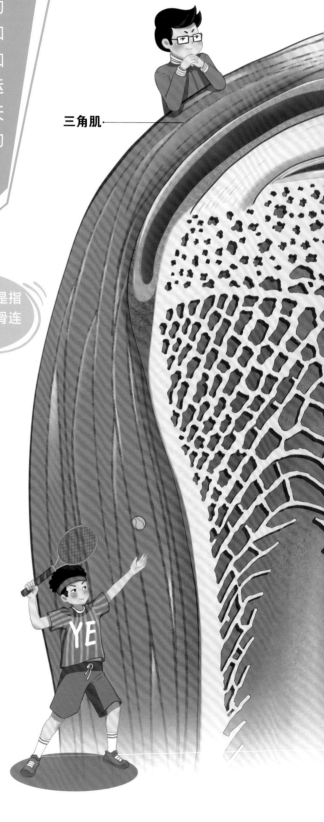

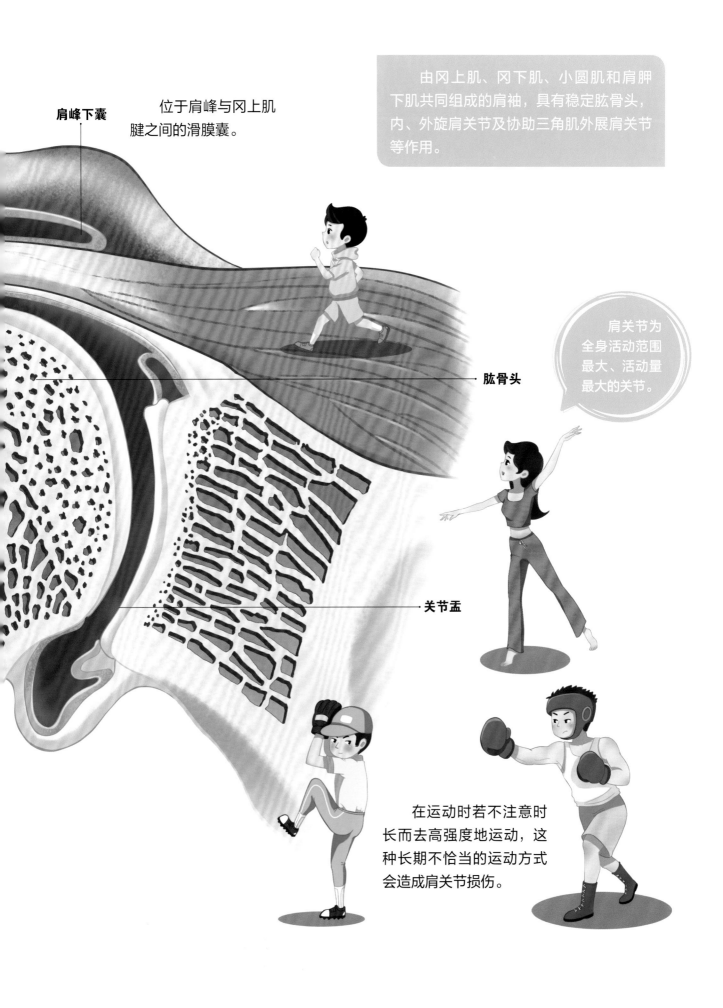

肩峰下囊 位于肩峰与冈上肌腱之间的滑膜囊。

由冈上肌、冈下肌、小圆肌和肩胛下肌共同组成的肩袖，具有稳定肱骨头，内、外旋肩关节及协助三角肌外展肩关节等作用。

肱骨头

肩关节为全身活动范围最大、活动量最大的关节。

关节盂

在运动时若不注意时长而去高强度地运动，这种长期不恰当的运动方式会造成肩关节损伤。

肌肉

妈妈非常爱运动，家中有哑铃与瑜伽垫等运动器械。这天，妹妹看着妈妈做运动，好奇地戳了戳妈妈身上的肉，并问道："这块肉为什么硬硬的？"妹妹很奇怪，因为妈妈身上的肉和自己身上软软的肉完全不一样，爸爸说这是肌肉。妹妹完全不懂肌肉是什么，水萌萌刚好过来，带着妹妹进入了妈妈的肌肉组织，满足妹妹的好奇心。

人体的肌肉是由一道道钢缆一样的肌纤维捆扎起来的，每根肌纤维则由缠在一起的两种丝状蛋白质组成。

肌腹是肌肉器官的主要组成部分，由骨骼肌纤维借助结缔组织结合而成，具有收缩能力。

骨骼肌：人体骨骼运动的"发动机""举重选手"。

肌腱由致密组织构成，位于肌腹的两端，其纤维伸入骨膜和骨质中，能使肌肉牢固附着于骨头上。

肌腱

骨骼肌附着在骨骼上且成对出现：一块肌肉朝一个方向移动骨头，另外一块朝相反方向移动骨头。

肌外膜

包裹整个肌肉外表面的结缔组织称为肌外膜。

骨骼肌

肌束膜

无数的肌纤维由肌束膜捆绑在一起，使肌肉承受住更大的力量。

肌组织

肌肉组织由特殊分化的肌细胞组成，许多肌细胞聚集在一起，被结缔组织包围成肌束，其间有丰富的毛细血管和纤维分布，具有收缩功能。机体的各种动作和体内各脏器的活动都由它完成。

肌纤维根据外观的颜色不同，又分为红肌纤维和白肌纤维两种。

最长的肌纤维达60cm，最短的仅有1mm左右。

肌纤维也叫作肌细胞，由于肌细胞的形状长长的，所以称为肌纤维。

红肌纤维又称为慢肌纤维，而白肌纤维称为快肌纤维，它们在我们的运动中扮演不同的角色。

肌纤维

肌外膜向内延伸将肌纤维分为大小不同的肌束，并包围着肌纤维。

肌原纤维

单根肌纤维

微原纤维

慢肌纤维具有很好的耐力，而快肌纤维具有很好的爆发力和力量。

肌纤维：肌肉工作的"牵引机""打包专家"。

无氧运动可以提高机体的肌肉力量、爆发力，增加肌肉体积，提高运动速度。但也会让体内产生过多的乳酸，导致肌肉疲劳不能持久，且肌肉酸痛。

竖脊肌

妹妹今天在广场上散步，看到很多宠物，它们都是毛茸茸的。妹妹看到一只小狗，还会站起来作揖，感谢别人给它食物。妹妹觉得小狗十分可爱，也很好奇，为什么大多数动物无法直立行走呢？爸爸说，这与竖脊肌有关。

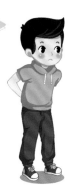

听说，竖脊肌会因为沉重的负担而损伤。

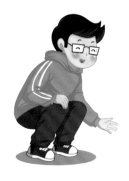

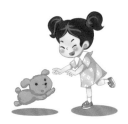

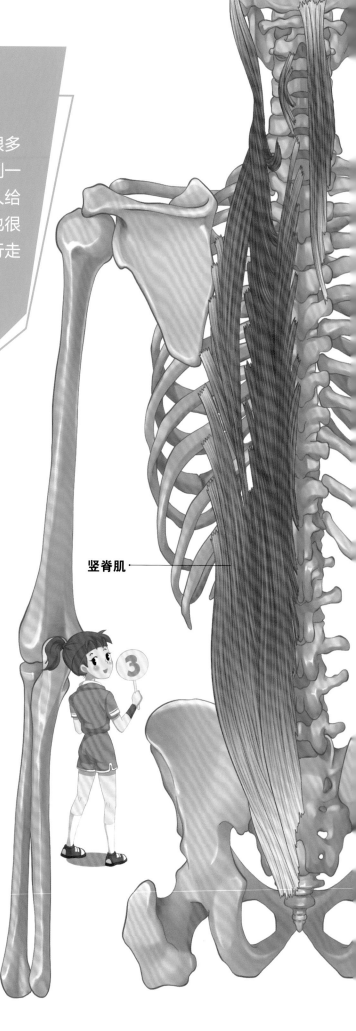

竖脊肌

竖脊肌

竖脊肌是人体重要的肌肉之一，它不是一块肌肉，而是位于脊柱两侧的一组肌肉群。竖脊肌位于整个背部，它是人区别于动物能直立行走的重要原因。强壮有力的竖脊肌能把整个脊柱竖起，让上身直立，支撑身体的重量。

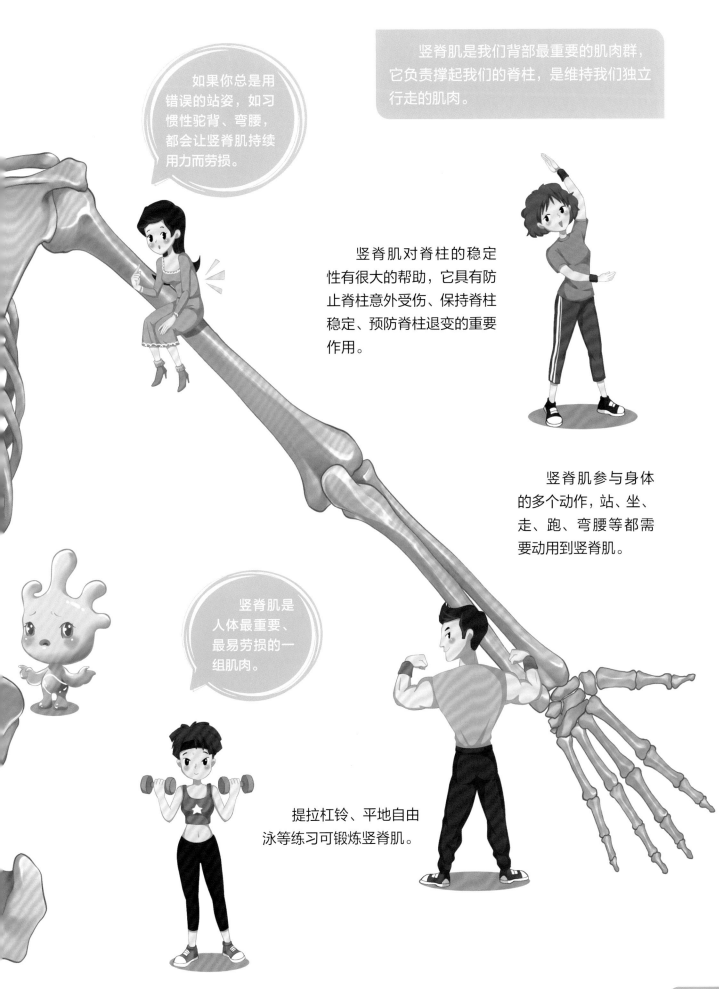

如果你总是用错误的站姿，如习惯性驼背、弯腰，都会让竖脊肌持续用力而劳损。

竖脊肌是我们背部最重要的肌肉群，它负责撑起我们的脊柱，是维持我们独立行走的肌肉。

竖脊肌对脊柱的稳定性有很大的帮助，它具有防止脊柱意外受伤、保持脊柱稳定、预防脊柱退变的重要作用。

竖脊肌参与身体的多个动作，站、坐、走、跑、弯腰等都需要动用到竖脊肌。

竖脊肌是人体最重要、最易劳损的一组肌肉。

提拉杠铃、平地自由泳等练习可锻炼竖脊肌。

上肢肌

大家吃完早餐后，妈妈开始着手收拾餐桌。细心的妹妹发现妈妈灵巧的手臂总是能快速地收拾好餐桌上的锅碗瓢盆。"是什么让我们的手臂能灵活地工作呢？"带着这样的疑问，妹妹拉上水萌萌和爸爸，一起探索了妈妈手臂里的小世界。

肱二、三头肌：手臂活动"跷跷板上的人"。

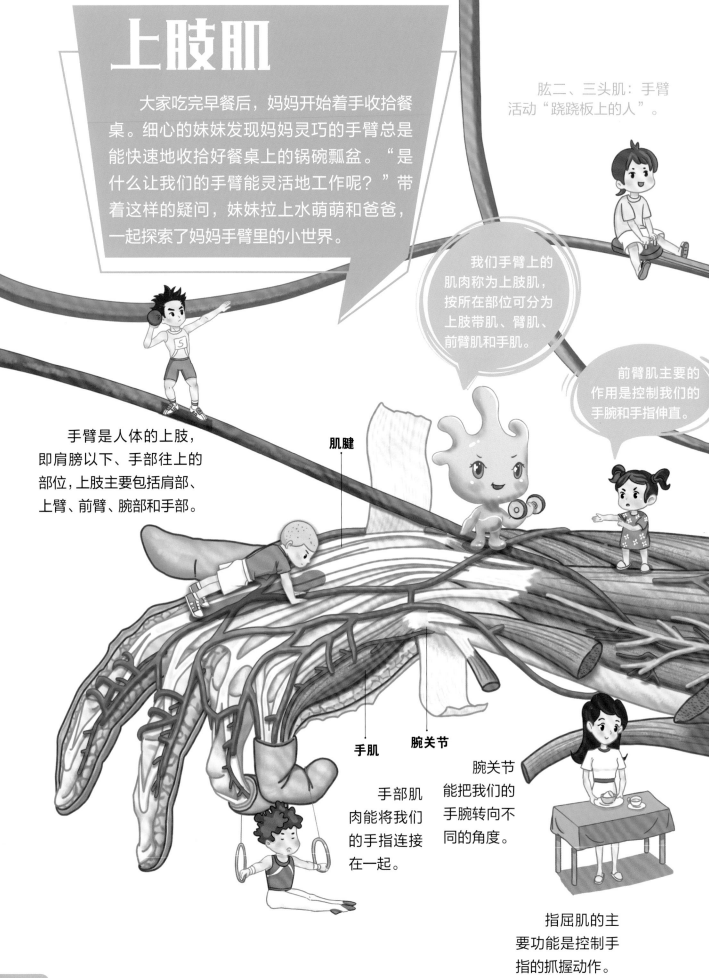

我们手臂上的肌肉称为上肢肌，按所在部位可分为上肢带肌、臂肌、前臂肌和手肌。

前臂肌主要的作用是控制我们的手腕和手指伸直。

手臂是人体的上肢，即肩膀以下、手部往上的部位，上肢主要包括肩部、上臂、前臂、腕部和手部。

肌腱

手肌

腕关节

手部肌肉能将我们的手指连接在一起。

腕关节能把我们的手腕转向不同的角度。

指屈肌的主要功能是控制手指的抓握动作。

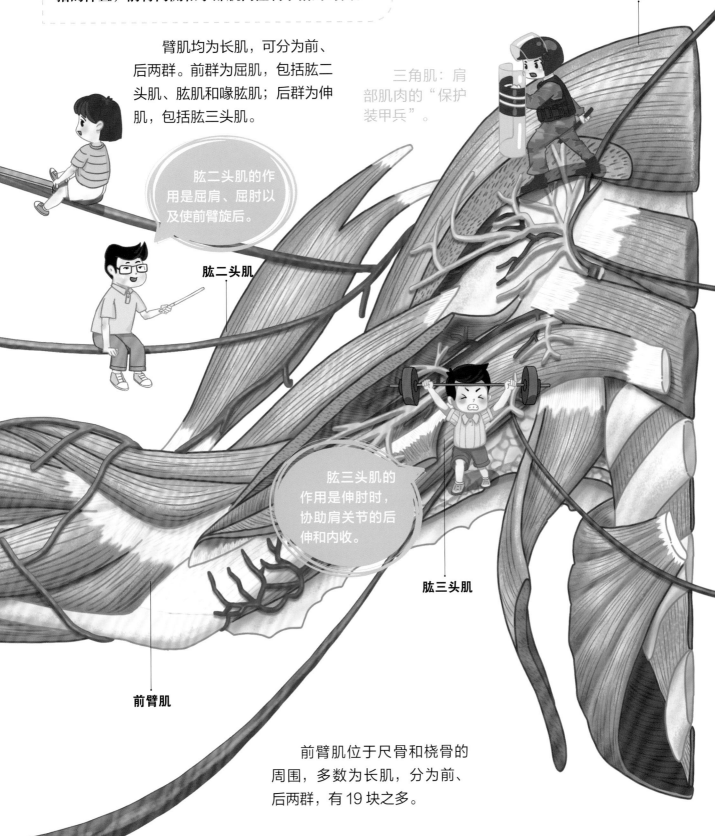

臂肌牵引绳

我们移动手指需要30块肌肉的配合，而这些肌肉实际上都位于我们的前臂，它们是通过控制手部的肌腱来控制手指的运动。前臂上侧的肌肉控制手指的伸直，前臂内侧和掌部肌肉控制手指的弯曲。

上肢带肌分布于肩关节周围，起于上肢带骨，止于肱骨。包括三角肌、冈上肌、冈下肌、小圆肌、大圆肌、肩胛下肌。

臂肌均为长肌，可分为前、后两群。前群为屈肌，包括肱二头肌、肱肌和喙肱肌；后群为伸肌，包括肱三头肌。

三角肌：肩部肌肉的"保护装甲兵"。

三角肌

肱二头肌的作用是屈肩、屈肘以及使前臂旋后。

肱二头肌

肱三头肌的作用是伸肘时，协助肩关节的后伸和内收。

肱三头肌

前臂肌

前臂肌位于尺骨和桡骨的周围，多数为长肌，分为前、后两群，有19块之多。

臂肌

爸爸伸出手臂帮妈妈搬东西，我们注意到爸爸手臂上的肌肉非常结实和发达。哥哥好奇地捏了捏，笑着说爸爸手臂上的肌肉非常硬，哥哥又捏了捏自己手臂上的肌肉作为对比，发现自己的肌肉软趴趴的。为什么爸爸手臂上的肌肉如此坚硬，哥哥手臂上的肌肉却软趴趴呢？我们来到了爸爸的手臂寻找原因。

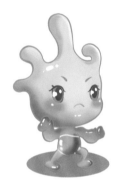

四柱支撑动作，可以很好地去锻炼肱二头肌。

我也希望自己和爸爸一样强壮！

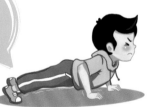

结实的肌肉

肌肉是一种有弹性的人体组织，有的人的肌肉因为长期不锻炼而变得很松软，有的人的肌肉摸起来却"硬硬的"，其实摸起来硬硬的是因为肌肉很结实，而不是肌肉硬化了。肌肉结实证明肌肉质量高，收缩有力。肌肉收缩用力绷紧的时候会给人一种像石头一样硬邦邦的感觉，但这并不是肌肉硬化。

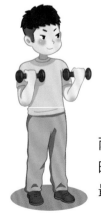

当双臂垂于躯干两侧、掌心向前屈肘时，肱二头肌的作用最大。

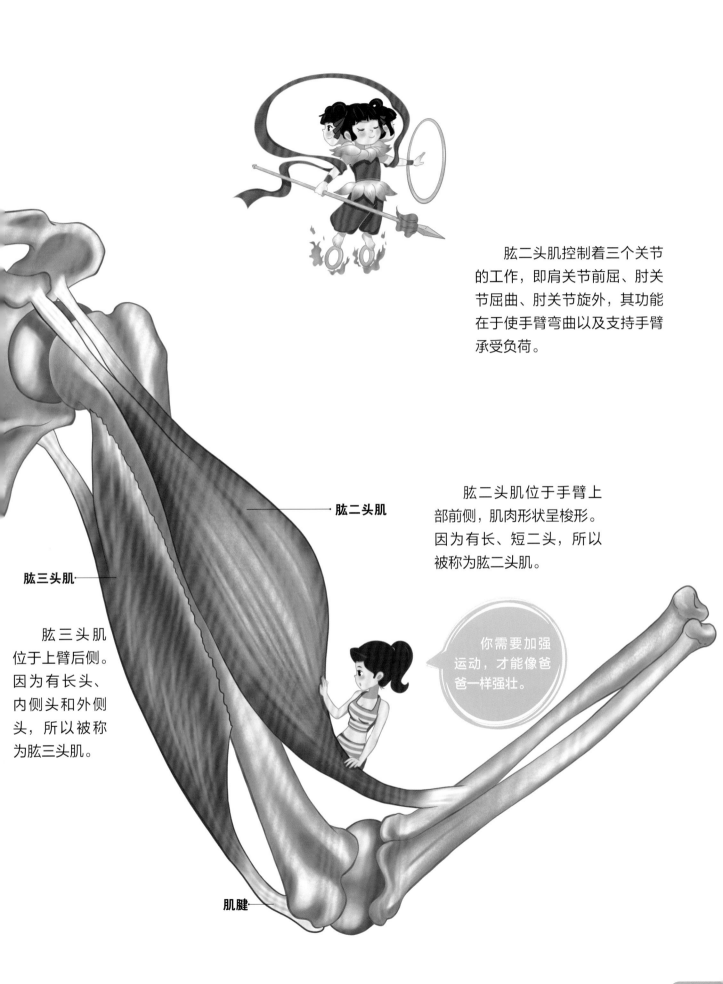

肱二头肌控制着三个关节的工作，即肩关节前屈、肘关节屈曲、肘关节旋外，其功能在于使手臂弯曲以及支持手臂承受负荷。

肱二头肌位于手臂上部前侧，肌肉形状呈梭形。因为有长、短二头，所以被称为肱二头肌。

你需要加强运动，才能像爸爸一样强壮。

肱二头肌

肱三头肌

肱三头肌位于上臂后侧。因为有长头、内侧头和外侧头，所以被称为肱三头肌。

肌腱

三角肌

进入青春期后，哥哥的声音逐渐变得深沉，肩膀也变得宽厚。妹妹很好奇，哥哥的肩膀为什么会变厚，于是我们来到了哥哥的三角肌……

锻炼三角肌会让肩膀变得更宽厚。

哥哥上肢变得宽厚，逐渐成长为一个男子汉了。

哥哥的肩膀变得好宽！

我们肩部的肌肉主要是由三角肌这部分肌肉组成的。

男女的体型差异

青春期，男生上体的围度、宽度增长得快些，女生则是下肢的围度、宽度增长得快些。这造成了男生上体宽粗、下肢细长，女生上体窄细、下肢粗短的体型差异。

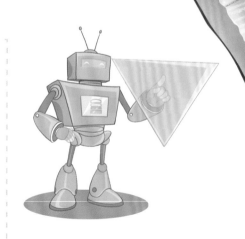

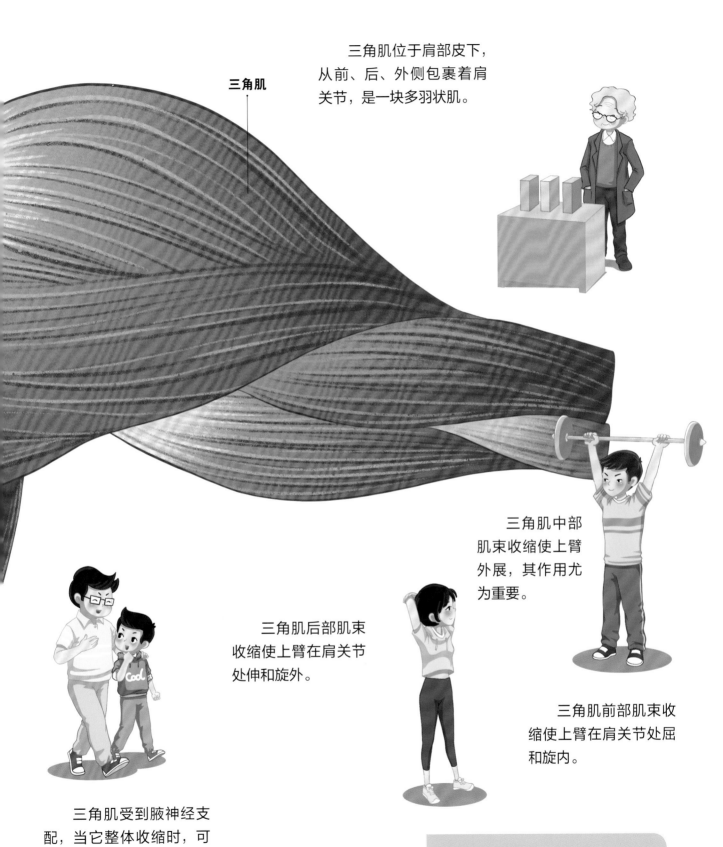

三角肌

三角肌位于肩部皮下，从前、后、外侧包裹着肩关节，是一块多羽状肌。

三角肌中部肌束收缩使上臂外展，其作用尤为重要。

三角肌后部肌束收缩使上臂在肩关节处伸和旋外。

三角肌前部肌束收缩使上臂在肩关节处屈和旋内。

三角肌受到腋神经支配，当它整体收缩时，可使上臂抬起。

三角肌对加固和稳定肩关节有一定作用。

腹肌

哥哥很爱和小伙伴比赛仰卧起坐，他每天都要锻炼自己。我们发现，哥哥的腹肌越来越明显。仰卧起坐是衡量男性体质的重要参考指标和项目之一，它的运动需要腹部肌肉、背部肌肉的共同参与，它能锻炼腹肌以及背部肌肉。

腹肌的锻炼很重要，软弱的腹肌会增加腰背痛的概率。

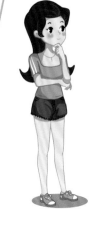

人类的腹部由于没有骨头，所以这个部位靠排列成带状的坚韧腹肌来加强保护。

哥哥的肌肉很有力量！

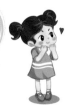

腹肌对于腰椎的活动和稳定性很重要，它还能控制骨盆与脊柱的活动。

八块腹肌怎么锻炼

很多人都渴望拥有八块腹肌，这样看上去会很帅。但是，八块腹肌不是每个人都能拥有的，这与体质有关。腱划是让腹肌看起来一块一块的原因，它决定了腹肌的块数。腱划是天生的，无法通过后天增多，因此有些人始终无法练出八块腹肌。

人体的肌肉可分为心肌、平滑肌和骨骼肌三种类型。常说的肌肉一般指骨骼肌，它是一种与骨骼相连、控制身体运动的肌肉，而腹肌就是骨骼肌的一种。

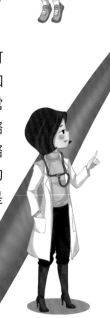

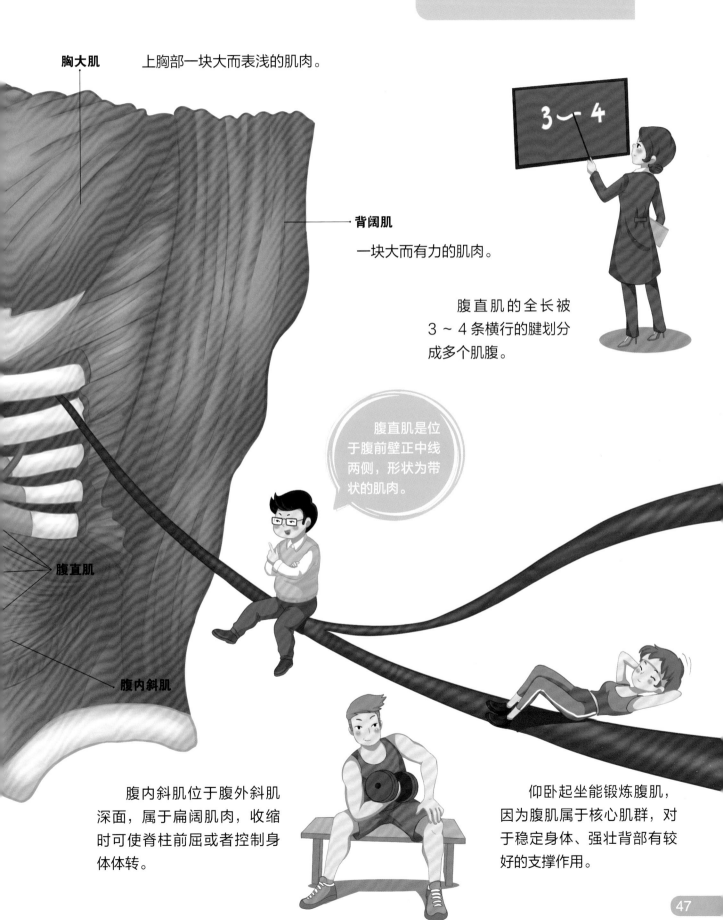

胸大肌　上胸部一块大而表浅的肌肉。

背阔肌

一块大而有力的肌肉。

腹直肌的全长被 3～4 条横行的腱划分成多个肌腹。

腹直肌是位于腹前壁正中线两侧，形状为带状的肌肉。

腹直肌

腹内斜肌

腹内斜肌位于腹外斜肌深面，属于扁阔肌肉，收缩时可使脊柱前屈或者控制身体体转。

仰卧起坐能锻炼腹肌，因为腹肌属于核心肌群，对于稳定身体、强壮背部有较好的支撑作用。

背阔肌

天鹅颈、水蛇腰……人们常会用动物的特点来比喻人的体态。哥哥最近一直说要修炼李小龙的"蝙蝠肌"，妹妹对此很不理解，因为她的印象中蝙蝠长得很可怕。爸爸为妹妹解释，蝙蝠肌是指背部肌肉的形状，这与背阔肌有关……

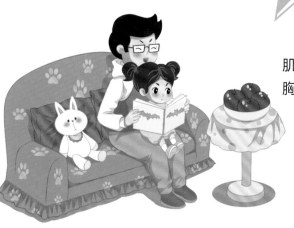

背阔肌是最大的扁肌，位于背的下半部及胸的后外侧。

背阔肌可使肱骨内收、旋内和后伸，当上肢上举固定时可做引体向上动作。

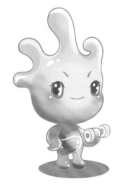

上肢的大部分运动都涉及背阔肌，锻炼背阔肌能预防驼背。

背阔肌的外形呈三角形，它是全身最大的阔肌。

李小龙的"蝙蝠肌"

李小龙被誉为"功夫之王"，他让世界看到了中国武术的魅力。李小龙的身材虽然不魁梧，但是却拥有优美的肌肉线条，他背上的蝙蝠肌更让健身爱好者梦寐以求。蝙蝠肌是指又宽又阔的背阔肌，它让人看起来非常有力量。

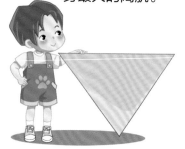

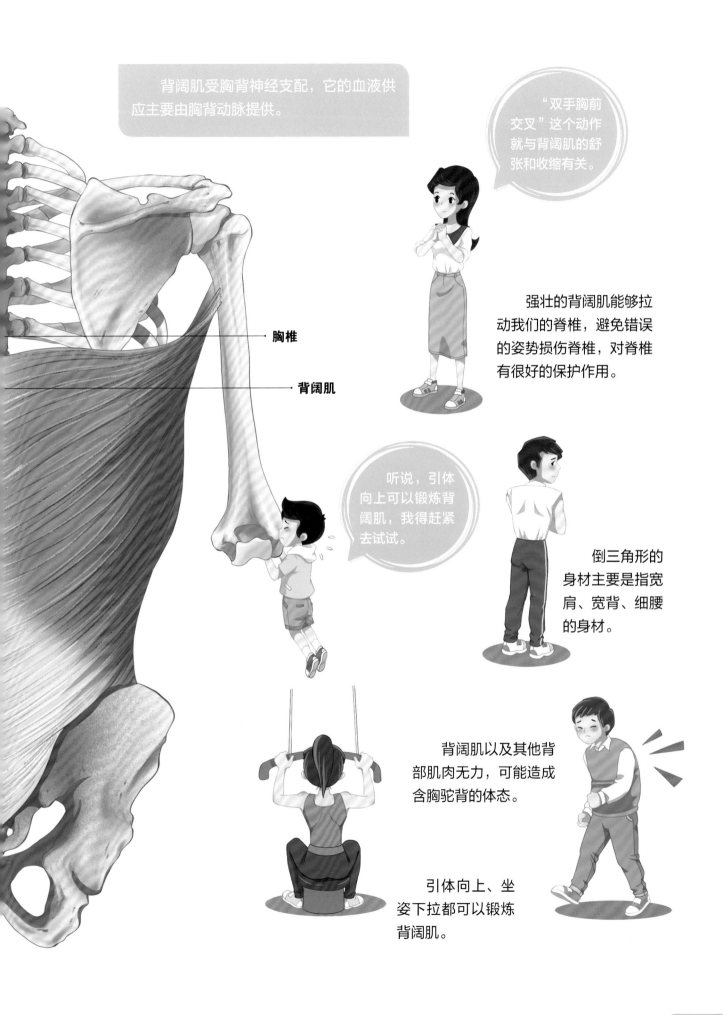

背阔肌受胸背神经支配，它的血液供应主要由胸背动脉提供。

"双手胸前交叉"这个动作就与背阔肌的舒张和收缩有关。

胸椎

背阔肌

强壮的背阔肌能够拉动我们的脊椎，避免错误的姿势损伤脊椎，对脊椎有很好的保护作用。

听说，引体向上可以锻炼背阔肌，我得赶紧去试试。

倒三角形的身材主要是指宽肩、宽背、细腰的身材。

背阔肌以及其他背部肌肉无力，可能造成含胸驼背的体态。

引体向上、坐姿下拉都可以锻炼背阔肌。

臀肌

哥哥在运动会上获得了短跑组第一名，还刷新了学校的短跑纪录。哥哥非常高兴，停止跑步后想直接坐下，却被同学阻止了。同学说，跑步后立刻坐下会变成大屁股。同学说的正确吗？我们一起来看看！

跑步时臀肌对保持骨盆、下肢动作稳定非常重要。

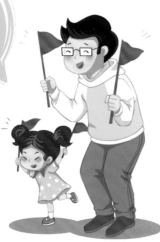

臀中肌是走路站立保持良好姿势的重要肌肉。

臀中肌

臀大肌

人体体积最大的肌肉是臀大肌。

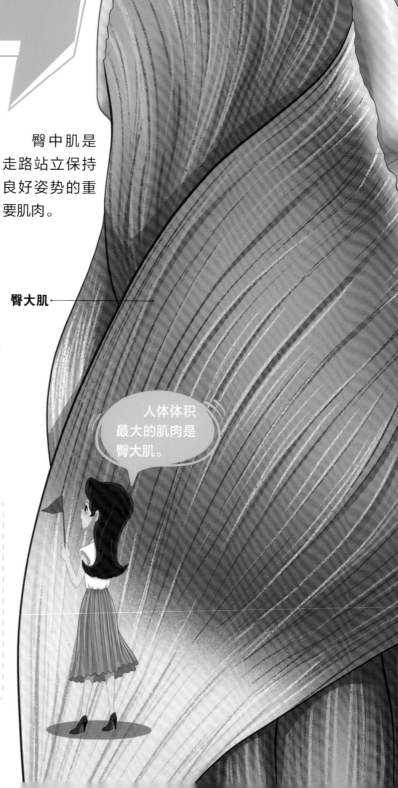

跑步后的"大屁股"

很多人都听过这样的说法，如果跑步或者剧烈运动后立刻坐下，屁股就会变大。这是真的吗？这当然是假的。跑步后，屁股的酸胀感一般是源于剧烈运动时，肌肉无氧呼吸产生的乳酸，与"变大"没有关系。

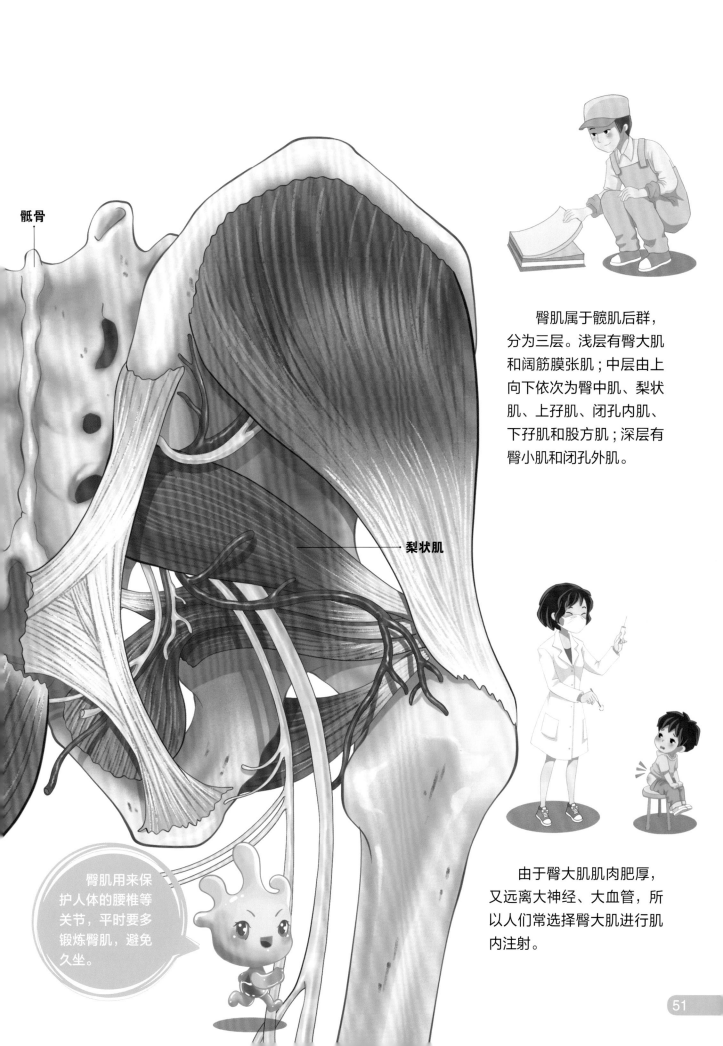

骶骨

梨状肌

臀肌属于髋肌后群，分为三层。浅层有臀大肌和阔筋膜张肌；中层由上向下依次为臀中肌、梨状肌、上孖肌、闭孔内肌、下孖肌和股方肌；深层有臀小肌和闭孔外肌。

由于臀大肌肌肉肥厚，又远离大神经、大血管，所以人们常选择臀大肌进行肌内注射。

臀肌用来保护人体的腰椎等关节，平时要多锻炼臀肌，避免久坐。

大腿肌

最近，妹妹一直在看古装剧，她对古装剧中飞来飞去的功夫很感兴趣，于是她开始练习扎马步。马步是练习武术的基本功，常蹲马步可以调节精气神。蹲马步能很好地锻炼大腿肌，大腿肌是下半身重要的肌肉群之一，它在站立、行走、跑步时都起着重要作用。

站立时，小腿肌肉群处于收缩状态，会挤压肌肉周围的血管，造成血液循环不畅，引起氧气供应不足，肌肉进行无氧呼吸产生乳酸，刺激神经产生酸胀感。

大腿的肌肉可粗略分为大腿肌前群、大腿肌后群和大腿肌内侧群三个肌群。

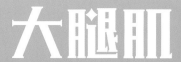

腓肠肌

股二头肌

走、跑、跳……下肢的大部分运动都与大腿肌有关。

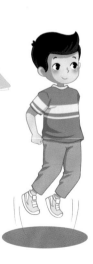

股二头肌位于大腿后面外侧皮下，呈梭形，它有长短二头。

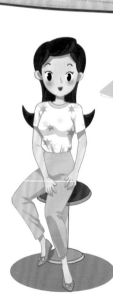

　　下肢肌是下肢肌肉的统称，它包含髋肌、大腿肌、小腿肌和足肌。下肢肌比上肢肌强大粗壮，这是因为下肢肌要承担支持身体和移动身体的重要功能。下肢肌具有肌肉强大、筋膜强厚、附着骨面较大等特点。

臀大肌

臀中肌

　　股二头肌受坐骨神经支配，它可以屈小腿、伸大腿，屈膝时外旋小腿。

　　大腿肌内侧群又叫收肌群，包括趾骨肌、长收肌、短收肌、大收肌和股薄肌 5 块肌肉。

　　大腿肌前群又叫伸肌群，包括股四头肌和缝匠肌。

　　大腿肌后群又叫屈肌群，包括股二头肌、半腱肌和半膜肌。

　　大腿肌内侧群的主要作用是内收髋关节。

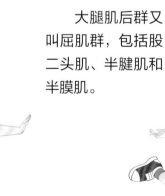

肌腱

爸爸最近买了一台跳舞机，妹妹每天都会在跳舞机上扭动很久。哥哥看到妹妹运动的样子，想考考妹妹对运动系统的了解。哥哥问："运动时是肌肉带动骨头，还是骨头带动肌肉？"妹妹思考了很久也得不出答案，我们决定前往妹妹的肌腱，让妹妹更了解运动系统。

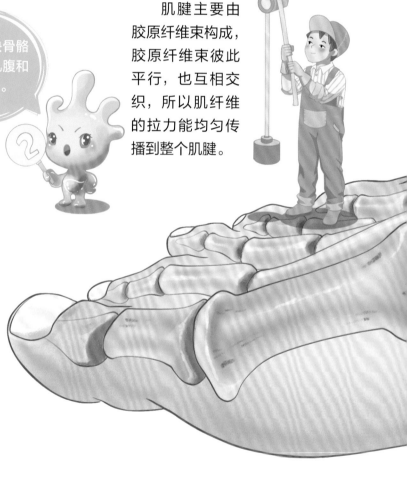

肌腱：就像是肌肉与骨骼之间的"牵引带"，对人体运动非常重要。

肌腱是肌肉与骨头附着点之间的一种组织，它致密、韧性强。

每一块骨骼肌都分成肌腹和肌腱两部分。

肌腱主要由胶原纤维束构成，胶原纤维束彼此平行，也互相交织，所以肌纤维的拉力能均匀传播到整个肌腱。

肌腹由肌纤维构成，色红质软，有收缩能力。

运动中的肌肉与骨骼

人体的运动系统由骨、关节和骨骼肌组成。在骨骼与肌肉之间，有一种名叫"肌腱"的结缔组织将两者联合在一起。当肌肉收缩变短的时候，就会牵引到肌腱，肌腱则会带动骨骼，从而实现整个机体的共同运动。

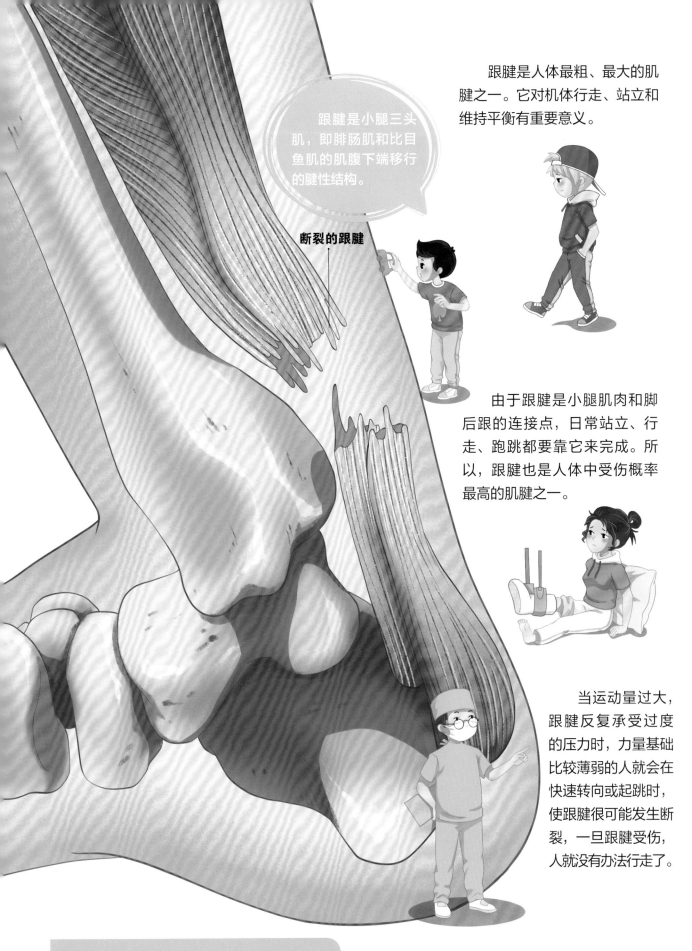

跟腱是人体最粗、最大的肌腱之一。它对机体行走、站立和维持平衡有重要意义。

跟腱是小腿三头肌，即腓肠肌和比目鱼肌的肌腹下端移行的腱性结构。

断裂的跟腱

由于跟腱是小腿肌肉和脚后跟的连接点，日常站立、行走、跑跳都要靠它来完成。所以，跟腱也是人体中受伤概率最高的肌腱之一。

当运动量过大，跟腱反复承受过度的压力时，力量基础比较薄弱的人就会在快速转向或起跳时，使跟腱很可能发生断裂，一旦跟腱受伤，人就没有办法行走了。

跟腱长约 15cm，它能带动脚跟和小腿部分的肌肉，人可以在体表摸到它。

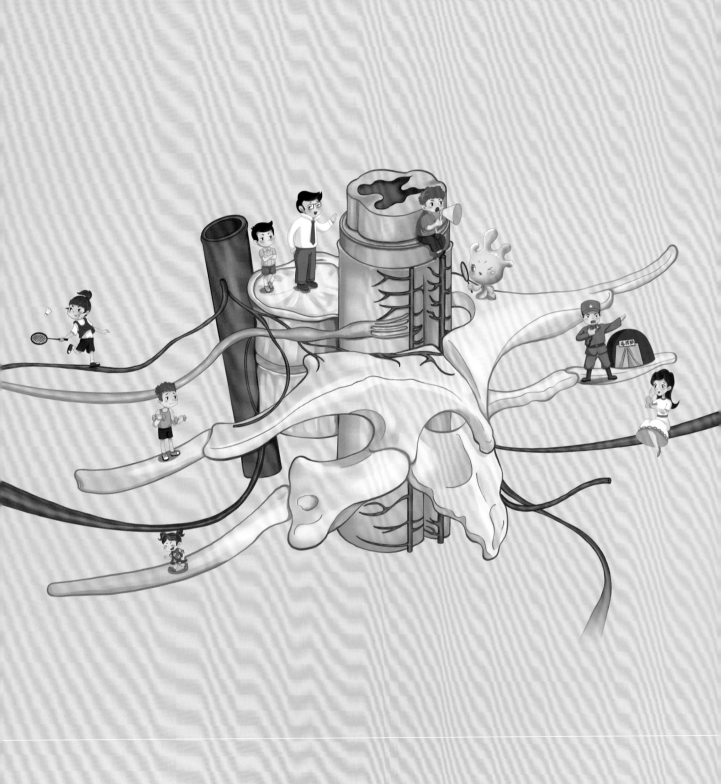

我们的神经系统

下丘脑

爸爸常说秋冬是进补季节，每到冬天，爸爸的食欲都会非常旺盛。妈妈却说冬天吃太多，体重会上升。为了降低爸爸的食欲，我们来到了爸爸的下丘脑，听说这里有两个相互作用的下丘脑调节中枢：一个是兴奋性的摄食中枢；另一个是抑制性的饱中枢。

下丘脑是大脑皮层下调节内脏活动的高级中枢。

下丘脑是调节摄食的主要神经装置。

下丘脑有两个与摄食调节有关的中枢：一个是饱中枢，位于下丘脑腹内侧核区；另一个是摄食中枢，位于下丘脑的腹外侧区。

下丘脑把内脏活动与其他生理活动联系起来。

室旁核

前核

视上核

摄食中枢可以发射饥饿的信号促使我们进食。

视交叉

饱中枢可以抑制摄食中枢的活动，控制食欲。

下丘脑

腺垂体

冬天易发胖的原因

冬天是一年四季中最冷的季节，户外运动相应减少，人们的饮食结构也发生了改变。为了保持恒定的体温，体表血管收缩减少体内热量的散发，人们会选择高脂肪、高蛋白的食物，这样摄入的热量就明显超过了消耗的热量，冬天吃太多，体内热量相对过盛，多余的热量就会转化成脂肪贮存起来，从而导致人体发胖。

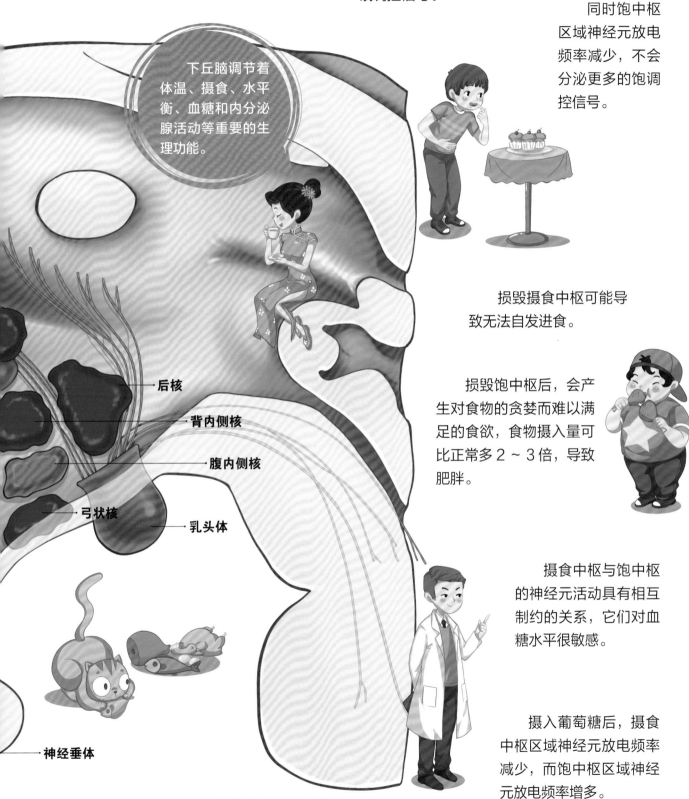

在饥饿时，摄食中枢区域神经元放电频率增多，会分泌更多的饥饿调控信号。

同时饱中枢区域神经元放电频率减少，不会分泌更多的饱调控信号。

下丘脑调节着体温、摄食、水平衡、血糖和内分泌腺活动等重要的生理功能。

损毁摄食中枢可能导致无法自发进食。

损毁饱中枢后，会产生对食物的贪婪而难以满足的食欲，食物摄入量可比正常多2～3倍，导致肥胖。

后核

背内侧核

腹内侧核

弓状核

乳头体

摄食中枢与饱中枢的神经元活动具有相互制约的关系，它们对血糖水平很敏感。

神经垂体

摄入葡萄糖后，摄食中枢区域神经元放电频率减少，而饱中枢区域神经元放电频率增多。

高热量、高蛋白食物比低热量、低蛋白食物更容易产生饱腹感。

视觉

睁开眼，看见世界。闭上眼，一片漆黑。我们对视觉的产生很感兴趣，眼睛是心灵的窗户，它是重要的视觉器官。眼睛也是我们"看到"东西的第一站。今天我们将进入妈妈的眼睛，来到视觉"传达室"，了解"看"的秘密。

人类的视觉感知过程始于眼睛。

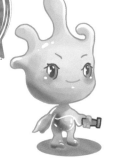

眼睛是对光进行检测、定位和分析的特殊器官。

角膜是眼球最前面的凸形高度透明物质，为圆盘状结构。

晶状体

瞳孔

角膜

虹膜

悬韧带

角膜前有一层泪膜，能防止角膜干燥、保持角膜平滑。

泪囊

视觉器官

视觉器官是人和动物利用光的作用感知外界事物的器官。光作用于视觉器官，使其感受细胞兴奋，其信息经视觉神经系统加工后便产生视觉。通过视觉，人和动物感知外界物体的大小、明暗、颜色、动静，获得对机体生存具有重要意义的各种信息。

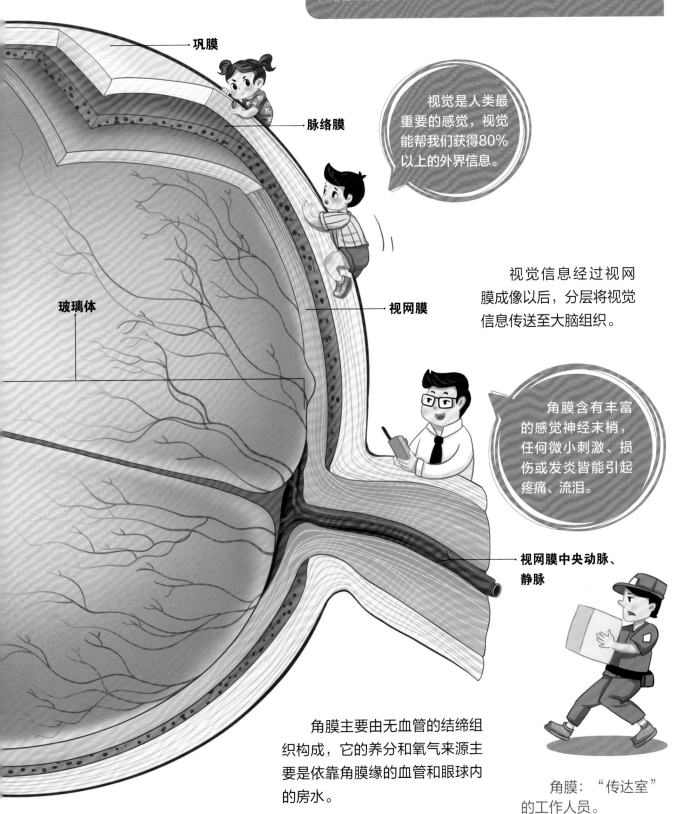

眼睛具有两个基本功能：一是经眼睛的光学系统在眼底形成外部世界的物像；二是视网膜又将物像反射的光能转换并加工成神经信号，由视神经将信号传入视觉中枢进行进一步的处理并形成视觉认知。

巩膜

脉络膜

玻璃体

视网膜

视网膜中央动脉、静脉

视觉是人类最重要的感觉，视觉能帮我们获得80%以上的外界信息。

视觉信息经过视网膜成像以后，分层将视觉信息传送至大脑组织。

角膜含有丰富的感觉神经末梢，任何微小刺激、损伤或发炎皆能引起疼痛、流泪。

角膜主要由无血管的结缔组织构成，它的养分和氧气来源主要是依靠角膜缘的血管和眼球内的房水。

角膜："传达室"的工作人员。

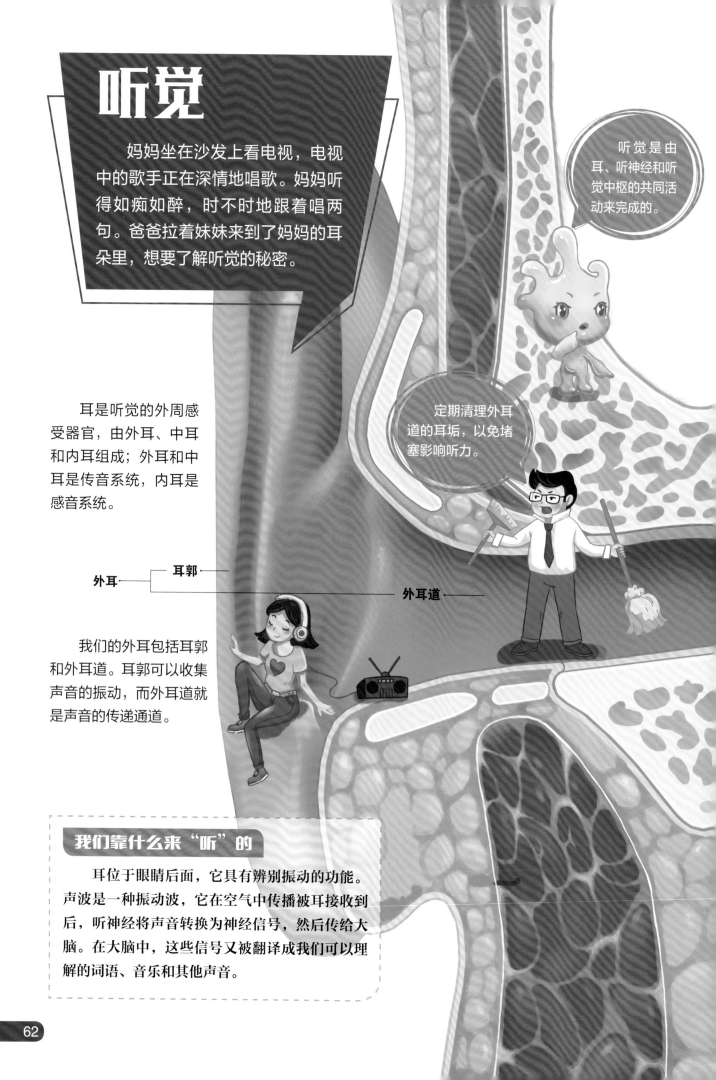

听觉

妈妈坐在沙发上看电视，电视中的歌手正在深情地唱歌。妈妈听得如痴如醉，时不时地跟着唱两句。爸爸拉着妹妹来到了妈妈的耳朵里，想要了解听觉的秘密。

听觉是由耳、听神经和听觉中枢的共同活动来完成的。

耳是听觉的外周感受器官，由外耳、中耳和内耳组成；外耳和中耳是传音系统，内耳是感音系统。

定期清理外耳道的耳垢，以免堵塞影响听力。

外耳————**耳郭**————

————**外耳道**————

我们的外耳包括耳郭和外耳道。耳郭可以收集声音的振动，而外耳道就是声音的传递通道。

我们靠什么来"听"的

耳位于眼睛后面，它具有辨别振动的功能。声波是一种振动波，它在空气中传播被耳接收到后，听神经将声音转换为神经信号，然后传给大脑。在大脑中，这些信号又被翻译成我们可以理解的词语、音乐和其他声音。

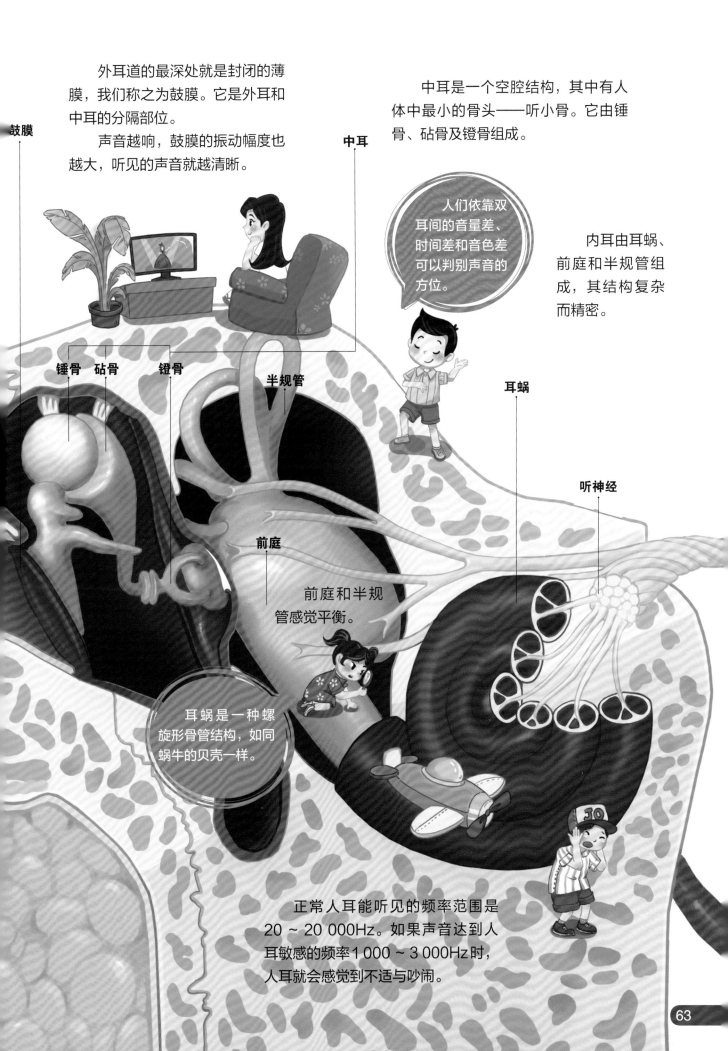

外耳道的最深处就是封闭的薄膜，我们称之为鼓膜。它是外耳和中耳的分隔部位。

声音越响，鼓膜的振动幅度也越大，听见的声音就越清晰。

中耳是一个空腔结构，其中有人体中最小的骨头——听小骨。它由锤骨、砧骨及镫骨组成。

鼓膜

中耳

人们依靠双耳间的音量差、时间差和音色差可以判别声音的方位。

内耳由耳蜗、前庭和半规管组成，其结构复杂而精密。

锤骨　砧骨　镫骨

半规管

耳蜗

听神经

前庭

前庭和半规管感觉平衡。

耳蜗是一种螺旋形骨管结构，如同蜗牛的贝壳一样。

正常人耳能听见的频率范围是20 ～ 20 000Hz。如果声音达到人耳敏感的频率1 000 ～ 3 000Hz时，人耳就会感觉到不适与吵闹。

嗅觉

爸爸打包饭菜回来，妈妈抽动着鼻子闻了闻，肯定地说："这一定是西红柿蛋汤。"打开包装发现，妈妈的猜测很正确。妈妈是依靠西红柿的酸味分辨出来的。为什么妈妈的嗅觉如此灵敏？人能识别多少种气味呢？我们将进入妈妈的嗅觉系统一探究竟。

鼻子能闻出各种味道，是因为在鼻腔的内壁，有一块黏膜。

在理论上，人类的鼻子至少可以嗅辨1万亿种气味。

嗅觉是一种感官感受的知觉。

嗅觉和味觉协同活动，对不同的食物做出不同的反应。

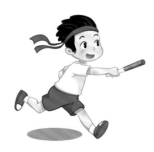

嗅束

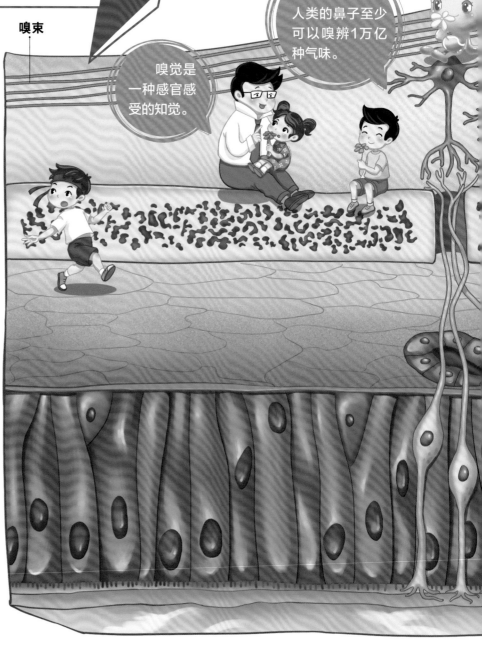

神奇的嗅觉系统

嗅觉是一种重要的感觉，它可以引发我们的意识活动。嗅觉系统由嗅神经系统和鼻三叉神经系统构成。空气中的气味分子接触到鼻腔内的嗅觉感受器，嗅觉感受器通过嗅神经把嗅觉冲动传至嗅球，再经嗅三角、前穿质、透明隔传至嗅觉中枢，让我们感受到气味。

嗅球是脊椎动物大脑中处理气味信息的部位，人类的嗅球位于大脑内部，是负责嗅觉神经系统的一个关键部分。

嗅球自表面向内可分为 6 层：嗅神经纤维层、突触小球层、外颗粒层、帽状细胞层、内颗粒层、嗅束纤维等。

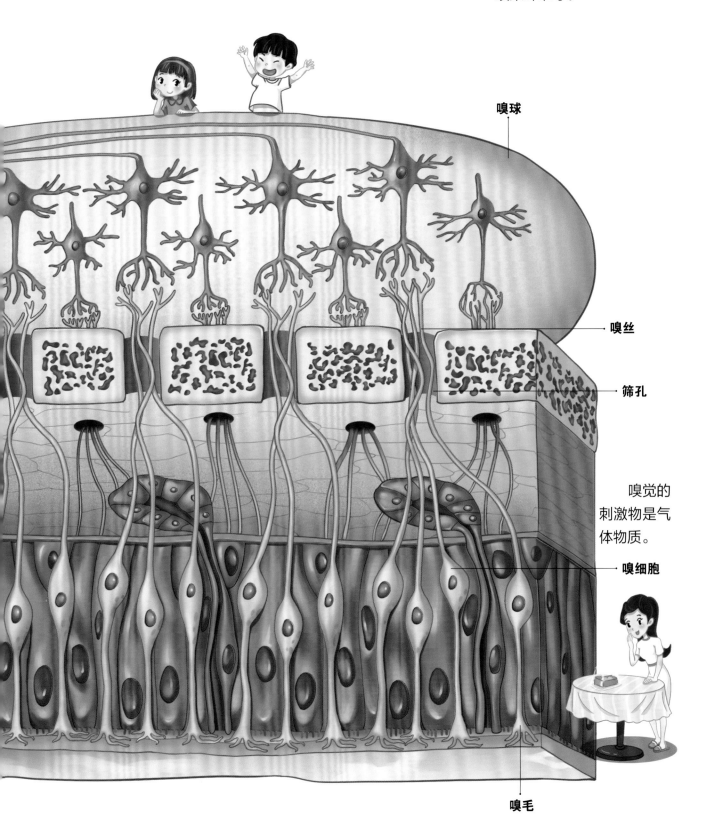

嗅球

嗅丝

筛孔

嗅觉的刺激物是气体物质。

嗅细胞

嗅毛

渴觉

哥哥晨跑回来后，他感觉喉咙一直很干，便大口大口地喝水。为什么哥哥会感觉口渴呢？渴觉的产生与水盐平衡有关，大量运动出汗后，身体的水盐失调，将刺激下丘脑的渗透压感受器。下丘脑通过神经传导传递刺激，最终在大脑皮层形成渴觉。我们一起前往哥哥的身体，了解渴觉的传导……

突触是神经元之间在功能上发生联系的部位，也是信息传递的关键部位。

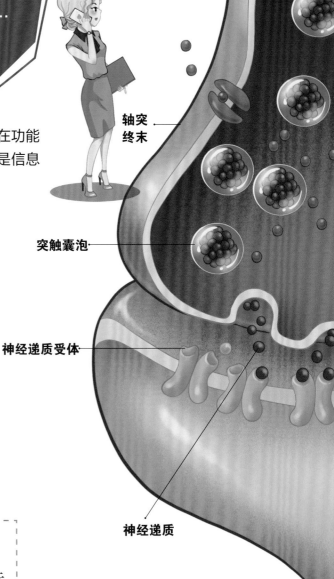

轴突终末

突触囊泡

神经递质受体

神经递质

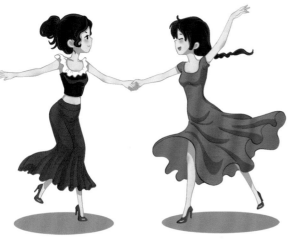

突触间隙：信息的传递通道。

神经传导的"信使"

神经系统由大量的神经元构成，这些神经元之间互相接触的部位称为突触。神经递质在突触传递中是担当"信使"的特定化学物质，简称递质。神经递质由突触前膜释放后立即与相应的突触后膜受体结合，传导兴奋。

在突触前膜部位的胞浆内，含有许多突触小泡，小泡内含有化学物质，称为神经递质。

在神经元的信息传递过程中，当一个神经元受到信号刺激时，储存在突触前囊泡内的递质可向突触间隙释放，作用于突触后膜相应受体，将递质信号传递给下一个神经元。

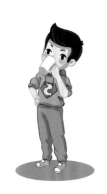

细胞质

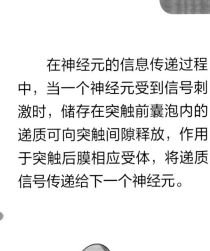

神经元轴突终末呈球状膨大，轴膜增厚形成突触前膜，突触前膜厚 6 ~ 7nm。

突触后膜

按照神经递质的生理功能，可把神经递质分为兴奋性递质和抑制性递质。

神经递质主要以旁分泌方式传递信号，因此速度快、准确性高。

明白啦！

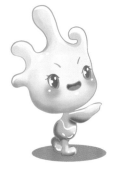

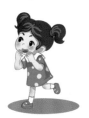

三叉神经

"啊……嚏！"午睡醒来，妹妹一直在打喷嚏。哥哥说，一个喷嚏意味着有人在想妹妹，两个喷嚏意味着有人在骂她。妹妹纠结，一直打喷嚏意味着什么？妈妈说，打喷嚏没有那么多寓意，单纯是因为鼻黏膜受到外物刺激，然后三叉神经传导信号给肺部肌肉，才产生喷嚏。

原来喷嚏没有任何寓意。

打喷嚏是由鼻黏膜传入三叉神经末梢的激活引起的。

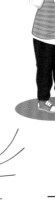

研究表明，一个喷嚏的最大气流速度与15级风相当。

神奇的喷嚏

"打喷嚏"是一种常见的生理现象。在过去，人们常将打喷嚏这一现象与迷信联系起来。事实上，打喷嚏没有任何的寓意，它的本质是一种神经反射，主要由三叉神经、肺部呼吸肌来参与。这是机体的一种防御性表现，它会通过猛烈排气将异物"喷"出去。

打喷嚏可分为两个阶段：第一阶段是因化学或物理刺激鼻黏膜后引起的鼻腔敏感期；第二阶段是神经信号传出或呼吸阶段。

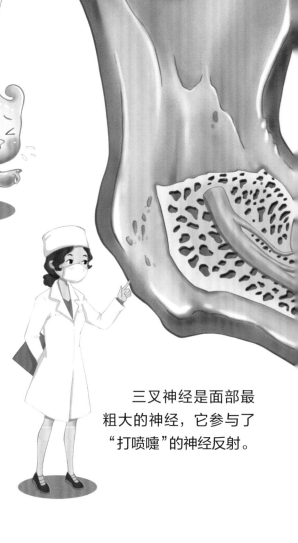

三叉神经是面部最粗大的神经，它参与了"打喷嚏"的神经反射。

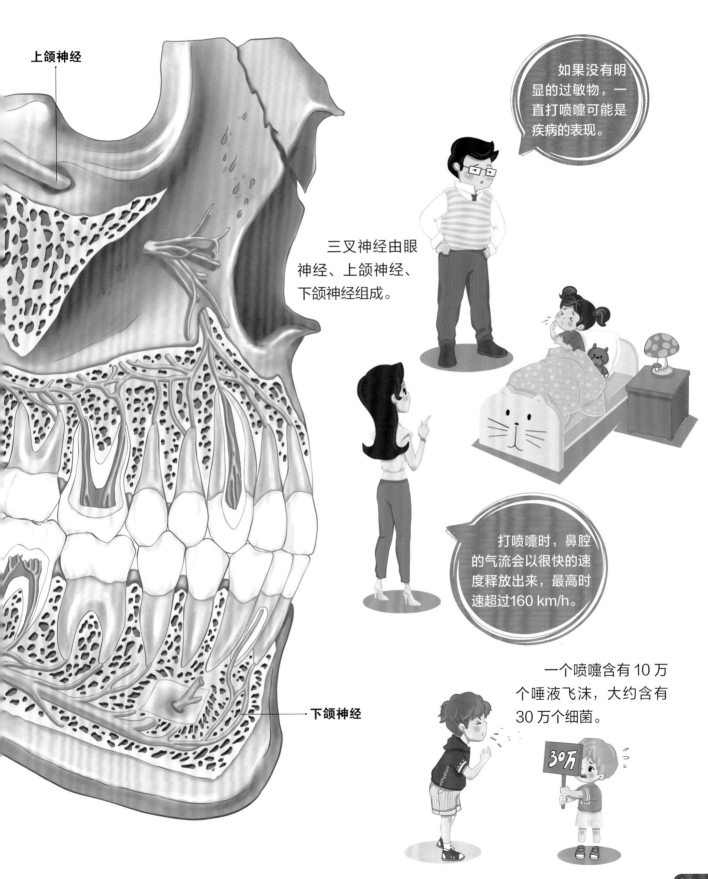

上颌神经

三叉神经是十二对脑神经之中的第五对脑神经，是混合性脑神经之一。

如果没有明显的过敏物，一直打喷嚏可能是疾病的表现。

三叉神经由眼神经、上颌神经、下颌神经组成。

打喷嚏时，鼻腔的气流会以很快的速度释放出来，最高时速超过160 km/h。

一个喷嚏含有10万个唾液飞沫，大约含有30万个细菌。

下颌神经

自主神经

哥哥运动后，感觉浑身发热，为了能够凉快，哥哥打开了电风扇。电风扇对着哥哥"呼呼呼"地吹着，哥哥觉得越来越冷，身上甚至起了一层鸡皮疙瘩。我们看着哥哥皮肤上的鸡皮疙瘩，非常好奇，鸡皮疙瘩的形成原理是什么呢？

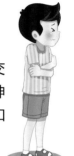

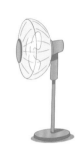

自主神经由交感神经和副交感神经组成，能支配和调节机体各器官。

自主神经有什么作用呢？

自主神经主要是控制"应激"及"应急"反应。

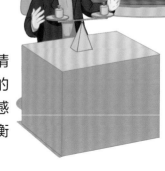

自主神经是什么

自主神经是人体的末梢神经，这些神经由躯体神经分化而来，虽然也受大脑的支配，但并不受人体主观意识的控制。比如遇到冷空气时出现的鸡皮疙瘩和紧张的时候手心出汗，这些现象都受到自主神经的控制。

人体在正常情况下，功能相反的交感神经和副交感神经处于相互平衡制约中。

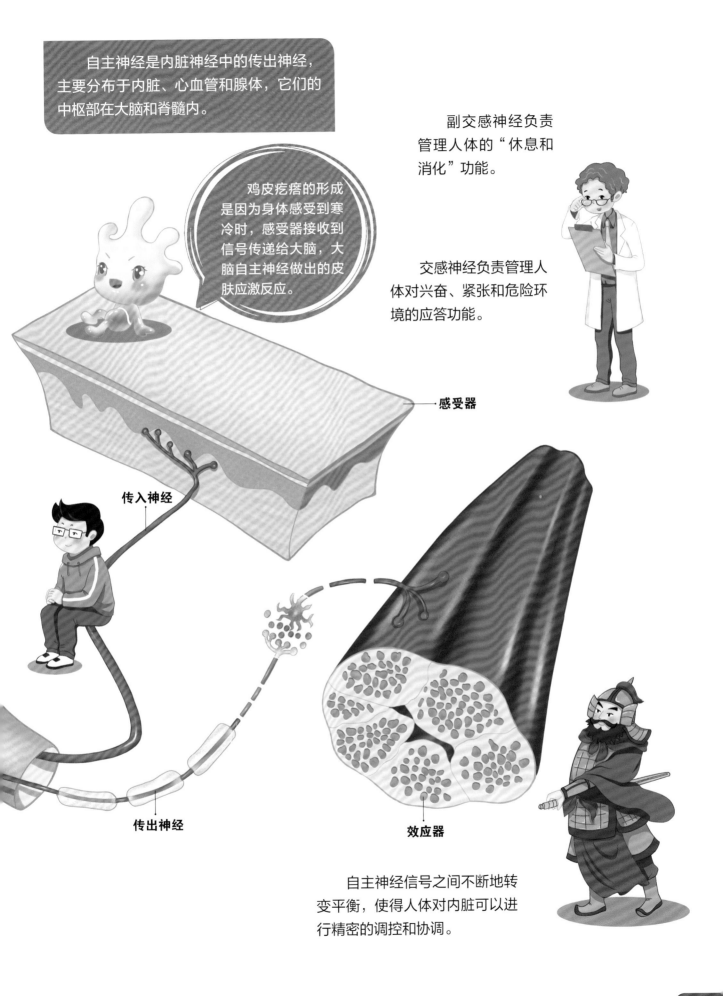

自主神经是内脏神经中的传出神经，主要分布于内脏、心血管和腺体，它们的中枢部在大脑和脊髓内。

鸡皮疙瘩的形成是因为身体感受到寒冷时，感受器接收到信号传递给大脑，大脑自主神经做出的皮肤应激反应。

副交感神经负责管理人体的"休息和消化"功能。

交感神经负责管理人体对兴奋、紧张和危险环境的应答功能。

感受器

传入神经

传出神经

效应器

自主神经信号之间不断地转变平衡，使得人体对内脏可以进行精密的调控和协调。

脊髓与脊神经

收拾完早餐餐具后，妈妈总要练习一会儿瑜伽。瑜伽的姿势变化很多，时而匍匐在地上，时而盘坐，时而将身体直立起来。爸爸跑过来也学起妈妈的动作。妈妈说："瑜伽是一种柔韧性强的运动，初学者没有经过专业的带教，容易在一些动作之中损伤到脊髓。"妹妹好奇地问："脊髓有什么作用呢？"水萌萌带着爸爸和妹妹一起进入了妈妈的脊髓，准备一探究竟。

人体所做的各种主动动作以及思维意识，主要是受大脑皮层的调控，并由脊髓传导给身体。

脊髓是中枢神经系统的低级部位，位于椎管内，呈扁平的柱形。

脊髓也是大脑与身体相联系的通道，大脑发出信号后，将信号通过脊神经发射到身体各部位，支配身体四肢的感觉、运动。

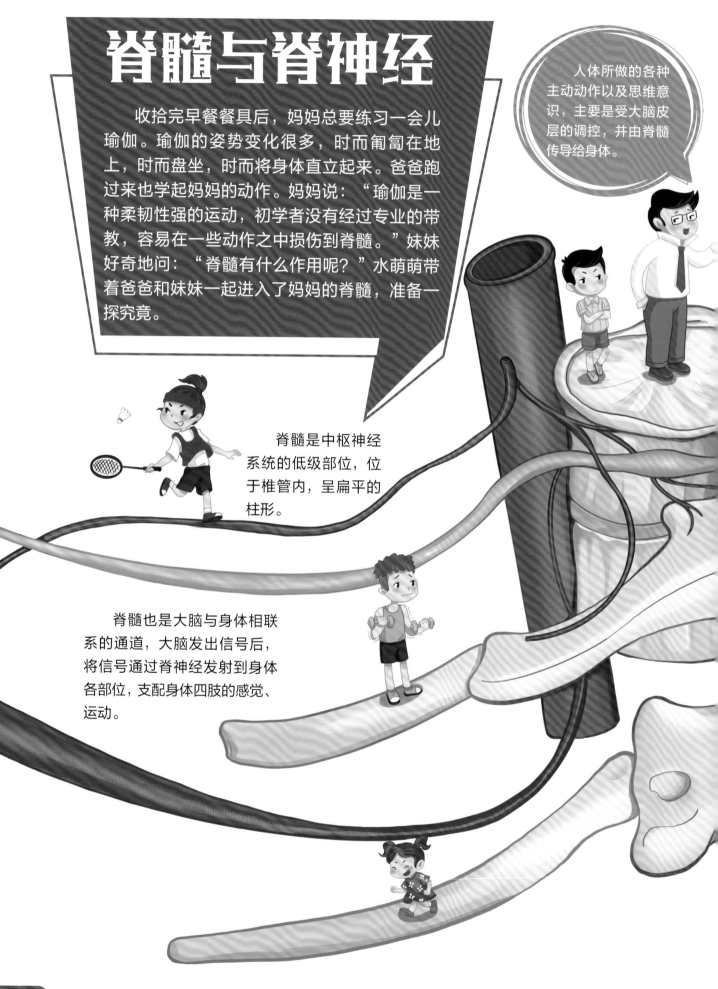

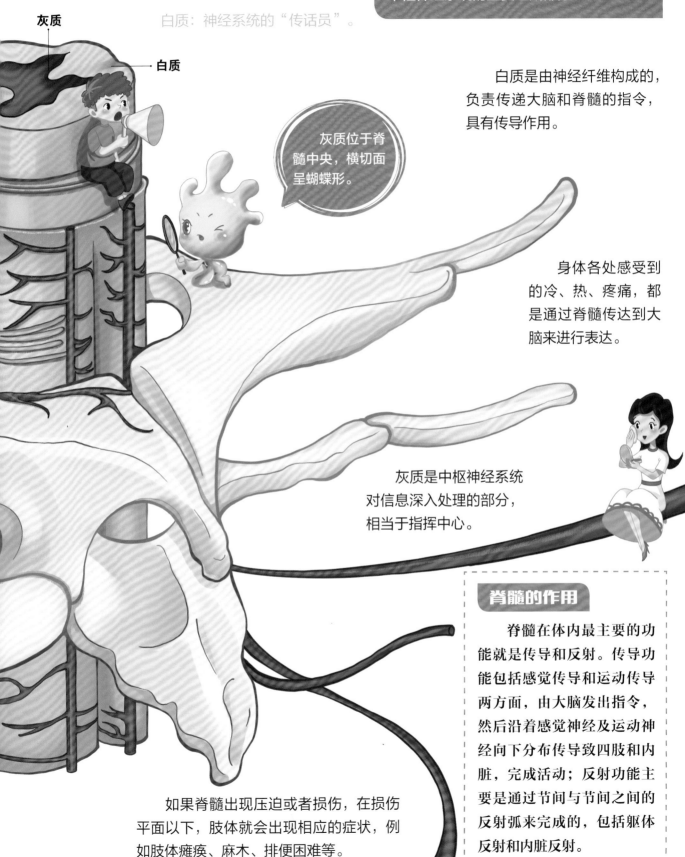

脊髓的剖面，看起来由灰咖色和较浅色的部分构成，称为灰质和白质，它们是中枢神经系统的重要组成部分。

灰质

白质：神经系统的"传话员"。

白质

白质是由神经纤维构成的，负责传递大脑和脊髓的指令，具有传导作用。

灰质位于脊髓中央，横切面呈蝴蝶形。

身体各处感受到的冷、热、疼痛，都是通过脊髓传达到大脑来进行表达。

灰质是中枢神经系统对信息深入处理的部分，相当于指挥中心。

脊髓的作用

脊髓在体内最主要的功能就是传导和反射。传导功能包括感觉传导和运动传导两方面，由大脑发出指令，然后沿着感觉神经及运动神经向下分布传导致四肢和内脏，完成活动；反射功能主要是通过节间与节间之间的反射弧来完成的，包括躯体反射和内脏反射。

如果脊髓出现压迫或者损伤，在损伤平面以下，肢体就会出现相应的症状，例如肢体瘫痪、麻木、排便困难等。

腋神经

爸爸和哥哥玩游戏，输了的人要接受挠痒痒惩罚，哥哥不小心输掉了比赛。很快就被爸爸"攻击"腋窝，哥哥笑得上气不接下气。哥哥试着自己用手指抓一下刚刚的"笑穴"，但却无法让自己笑出来。这是为什么呢？为什么挠自己不痒，被别人挠一下就痒得不行？

痒痒肉是指腋下、手心、脚底等怕痒的地方。

正中神经

腋动脉

腋窝普遍是人们最怕痒的身体区域，当腋下被别人触碰到时会产生瘙痒感引人发笑。

人体的腋窝处分布着腋神经，腋神经能直接与脑神经相连，因而腋窝对外界的刺激很敏感！

身体里的"痒痒肉"好多呀。

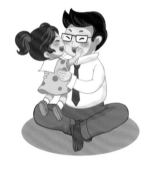

为什么挠自己不痒

世界上有两种痒，可简称为K痒痒和G痒痒。K痒痒的感觉像手指轻微地抚摸，可以使人放松。G痒痒在感觉上更强烈，它会让你笑到窒息。为什么人不能自己制作出G痒痒呢？这是因为每当我们要挠痒之前，小脑都会向大脑发送信号，告诉大脑某某地区将要发生挠痒痒事件。当你真的开始挠的时候，大脑早就做好了准备，你也就不会痒痒了。

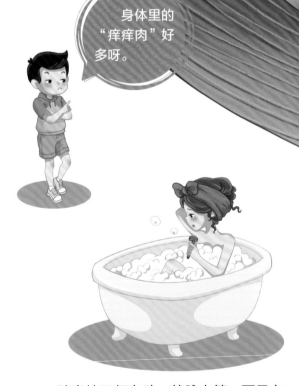

腋窝处不仅有动、静脉血管，而且有大量的淋巴组织，担负着血液输送、免疫防御功能。所以，在剔除腋毛时要小心，避免引起表皮感染。

一个人的"痒痒肉"有多少还与这个人对痒的耐受力有关，一般来讲，小孩子比大人怕痒，外向的人较内向的人怕痒。

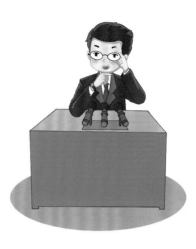

"痒痒肉"里分布着大量的腋神经，这些腋神经传递了瘙痒信号。

———— 腋静脉

医学专家将腋窝归为人体五大保健区之一。经常按压腋窝可以改善心肺功能、增进食欲，提高消化能力。

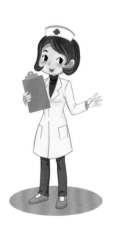

神经元

万籁俱寂的深夜，妈妈已经进入了梦乡，但她睡得并不安稳，脸上不时皱眉瘪嘴。哥哥很好奇妈妈的梦境，决定和水萌萌一起进入妈妈的梦乡。

做梦其实跟大脑皮层有关。当入睡后，由于大脑部分还处于活跃中，所以才会做梦。

妈妈正在做噩梦，我们得赶紧叫醒她。

快去帮帮妈妈。

梦境的内容其实是人们神经系统的感知、记忆、存储等功能下所产生的，蕴含着人们潜意识中的愿望和情感。

树突

神经元胞体

当外界给予一定的刺激后，两个树突会彼此靠近传递信息，这个过程就是大脑细胞工作的过程，所以我们会做什么样的梦都和神经元的连接方式有关。

神经元分为胞体和突起两部分，突起有树突和轴突两种。

树突是从神经元胞体发出的一至多个突起，呈放射状。

梦魇是什么

梦魇又称梦境焦虑障碍，可发生于夜间睡眠或午睡时，是以恐惧不安或焦虑为主的梦境体验，事后患者能够详细回忆。

从神经元的胞体发出的多分支突起，叫作树突。其功能是整合自其他神经元所接收的信号，将其传送至细胞本体。

当我们进入睡眠状态时，大脑会关闭一些系统，如听觉系统、嗅觉系统等，但不是所有的大脑系统都在休息，还有一些神经元在活动。

睡眠时，活跃的树突会释放微电流，导致连接上另外的树突，于是被存储的记忆就被打开，人类因此就会做梦。

神经元：神经系统最基本的结构和功能单位，接受刺激并传导信息的"话务员"。

因为两个树突的连接方式是随机的，所以我们形成的梦境也是断断续续、不连贯的。

轴突终末

轴突

每个神经元只有一个轴突，一般由胞体发出。轴突的主要功能是传导神经冲动。

神经脉冲：信息流。

神经元能够接受刺激，产生并传导兴奋。

突触

当人体受到刺激时，机体会发送神经脉冲经由神经元传到脊髓之后再传到大脑，经过大脑分析后，大脑会发送一些神经脉冲到我们的肌肉让其做出反应。

尺神经

中午的时候，妹妹的胳膊肘不小心磕了一下，产生了酥麻感。爸爸说，妹妹是不小心磕到了胳膊肘上的"麻筋"，妹妹好奇麻筋是什么？爸爸说"麻筋"其实是我们手臂上的一根神经，之所以称为"麻筋"是因为一旦碰到它，手臂就会产生酥麻感。妹妹对"麻筋"很好奇，于是我们来到妹妹的肘关节。

尺神经容易受到损伤的部位包括肘部肱骨内上髁后方、尺侧腕屈肌起点处和豌豆骨外侧。

肘关节俗称"胳膊肘"，是连接上臂和前臂的关节。

尺神经

桡神经

肱骨

韧带

尺

什么是"麻筋"？

在肘尖的内侧逐点按压，一旦按到这个地方就会产生发麻的感觉，这就是"麻筋"，学名是尺神经沟，因为有一条尺神经从这里经过。 发麻就是因为尺神经受到压迫而产生的，所以"麻筋"其实就是尺神经。

肘关节参与胳膊的前屈与后伸。

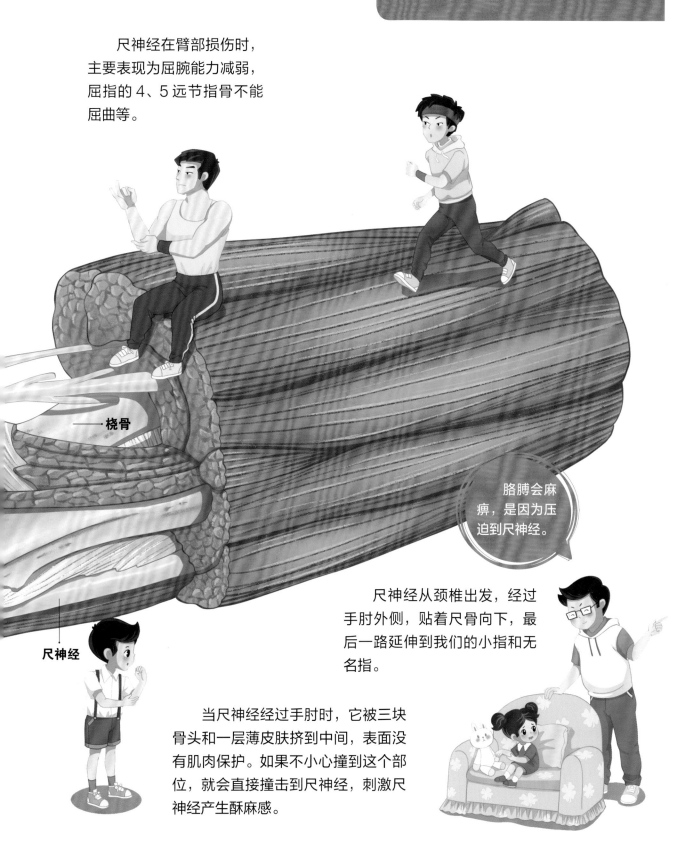

尺神经在臂部损伤时，主要表现为屈腕能力减弱，屈指的 4、5 远节指骨不能屈曲等。

桡骨

尺神经

胳膊会麻痹，是因为压迫到尺神经。

尺神经从颈椎出发，经过手肘外侧，贴着尺骨向下，最后一路延伸到我们的小指和无名指。

当尺神经经过手肘时，它被三块骨头和一层薄皮肤挤到中间，表面没有肌肉保护。如果不小心撞到这个部位，就会直接撞击到尺神经，刺激尺神经产生酥麻感。

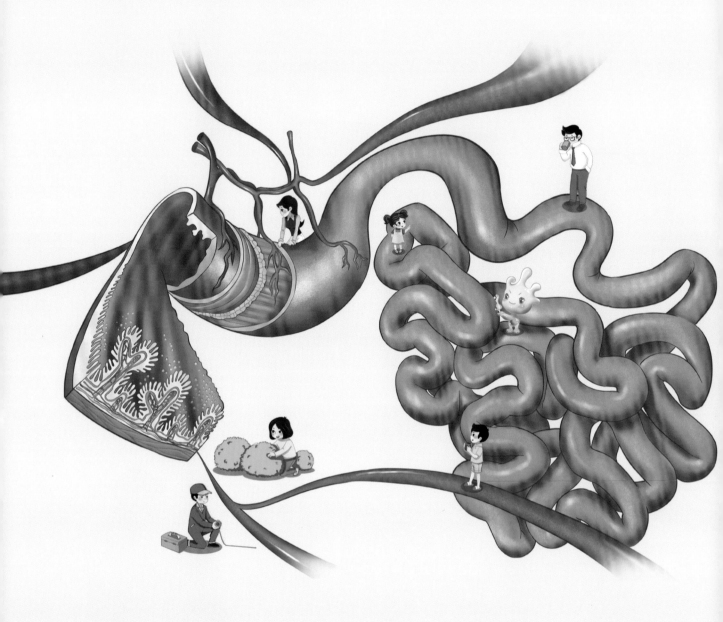

我们的消化系统

牙齿

妈妈将水果洗干净放在盘中，供大家食用。哥哥急着玩游戏，便将整颗葡萄用嘴抿了一下直接吞下去，妈妈说这样可不行，葡萄没有经过牙齿的切割，直接吞咽容易被噎住。哥哥知道自己犯了错，于是为了避免妹妹也犯错，爸爸带着妹妹"参观"哥哥的牙齿。

牙齿是比较坚硬的组织，由磷物质和钙物质组合而成。

少吃甜食，多吃蔬菜能预防龋齿。

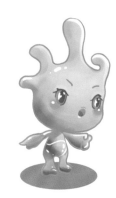

牙齿是人体最硬的器官，主要负责切咬、咀嚼等工作，还起到保持面部外形和辅助发音的作用。

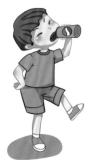

食物的消化过程

食物进入人体后，首先会通过牙齿进行机械性消化，在这一过程中，食物将由大块变为小块、坚硬变为柔软、干燥变为湿润。然后，食物进一步与消化液发生化学性消化，由大分子转换为小分子，小分子能直接被人体的各个器官吸收。

牙齿对于酸是非常敏感的，喝可乐等碳酸饮料可能会导致牙齿受到酸侵蚀，出现牙釉质脱钙，矿物质被溶解，继而引起龋齿的发生。

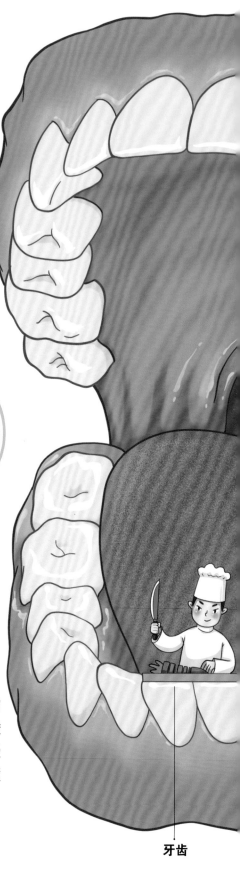

牙齿

牙齿：切割食物的"厨师"。

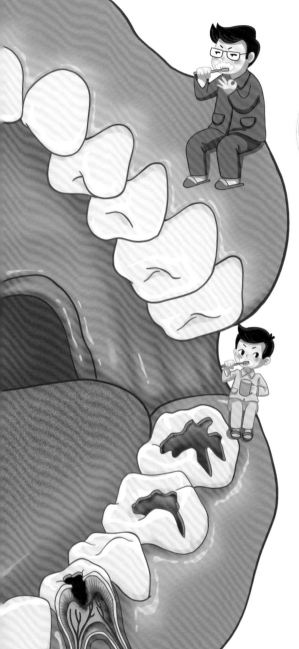

每天养成刷牙的好习惯，这样能将口腔及牙齿上面的食物碎渣、软白污物和牙菌斑消除。

最好在餐后和睡前各刷一次牙，每次刷牙3分钟能让你的牙齿更健康！

保持口腔清洁健康，可以减少牙齿疾病的出现，还可以避免引发冠心病、糖尿病等全身性疾病。

牙周疾病是常见的口腔疾病，是引起成年人牙齿丧失的主要原因之一。

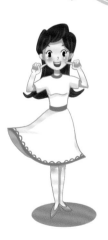

世界卫生组织将龋齿与癌症和心血管疾病并列为人类三大重点防治疾病。

舌

中午妈妈做了一桌子丰盛的午餐，大家都吃得特别香，这时妹妹不小心咬到了舌，说起话来含糊不清。哥哥问妈妈；"为什么舌不仅能尝出味道，还会影响说话呢？"于是，妈妈带着他们去看舌都有哪些功能。

因为舌上长满了类似于小疙瘩样的菌状乳头、轮廓乳头、叶状乳头，而这些乳头里拥有味觉感受器，叫作味蕾。

为什么舌能尝出来味道呢？

舌：品味美食的"美食家"与"语言家"。

味蕾是位于舌上的味觉感受器，里边有许多味觉细胞，能够品尝出味道。

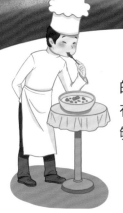

看病总是要先看舌头

健康人的舌头是淡红色的；舌面变红，表明血热；舌面变白，表明血虚；舌面变青紫，表明有血瘀。另外，舌头表面有层舌苔，舌苔的颜色、厚薄、干湿也能表明人的身体状况，如舌苔白而厚表示消化不良，舌苔发黄表示有炎症，舌苔发黑表明病情严重。因此，医生要先看病人的舌头。

菌状乳头

叶状乳头

当味觉细胞受到刺激时，神经就会把信息传递给我们的大脑，于是味觉形成，我们也尝出了食物的味道。

舌是位于口腔底部，在口腔内活动进食和言语的肌性器官，俗称"舌头"。由纵、横和垂直三种不同方向的骨骼肌交织而成，表面被黏膜覆盖。

舌不仅有品尝味道和辅助进食的作用，还具有辅助发音的功能。

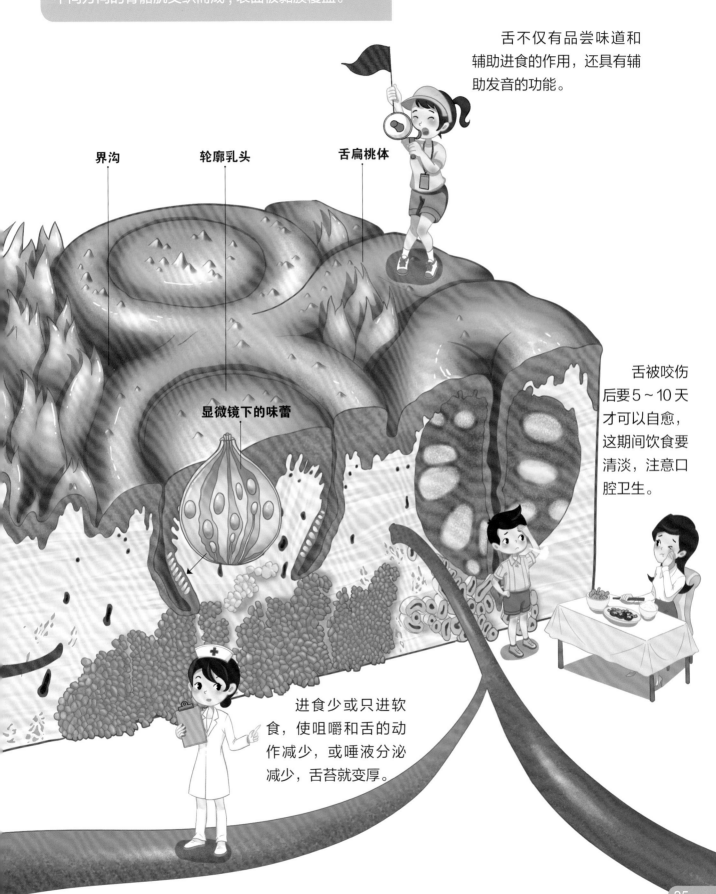

界沟

轮廓乳头

舌扁桃体

显微镜下的味蕾

舌被咬伤后要5~10天才可以自愈，这期间饮食要清淡，注意口腔卫生。

进食少或只进软食，使咀嚼和舌的动作减少，或唾液分泌减少，舌苔就变厚。

味蕾

早上7点半，大家陆陆续续地醒来，准备品尝妈妈做的美味早餐。妹妹刷好牙，迫不及待地跑到餐桌前，妹妹感觉嘴里面苦苦的。爸爸说，这和口腔里的味蕾有关系。妹妹叫上爸爸、哥哥带着水萌萌，一起进入了妈妈的口腔，来揭开味蕾的神秘面纱。

我们通过舌头表面上分布的味蕾来辨别滋味。

叶状乳头的味蕾主要感受酸味。

叶状乳头

味蕾是分布在舌头表面的味觉感觉器，呈卵圆形，主要由味细胞构成。

菌状乳头的味蕾主要感受甜、咸味。

菌状乳头

人的舌头能辨别出五种基本滋味，分别是甜、苦、酸、咸、鲜。

和指纹一样，每个人舌头的形状和纹路都是独一无二的。

丝状乳头

丝状乳头中无味蕾。

味蕾主要分布于轮廓乳头侧壁的上皮中，但也可见于菌状乳头、软腭及会厌等处的上皮内。

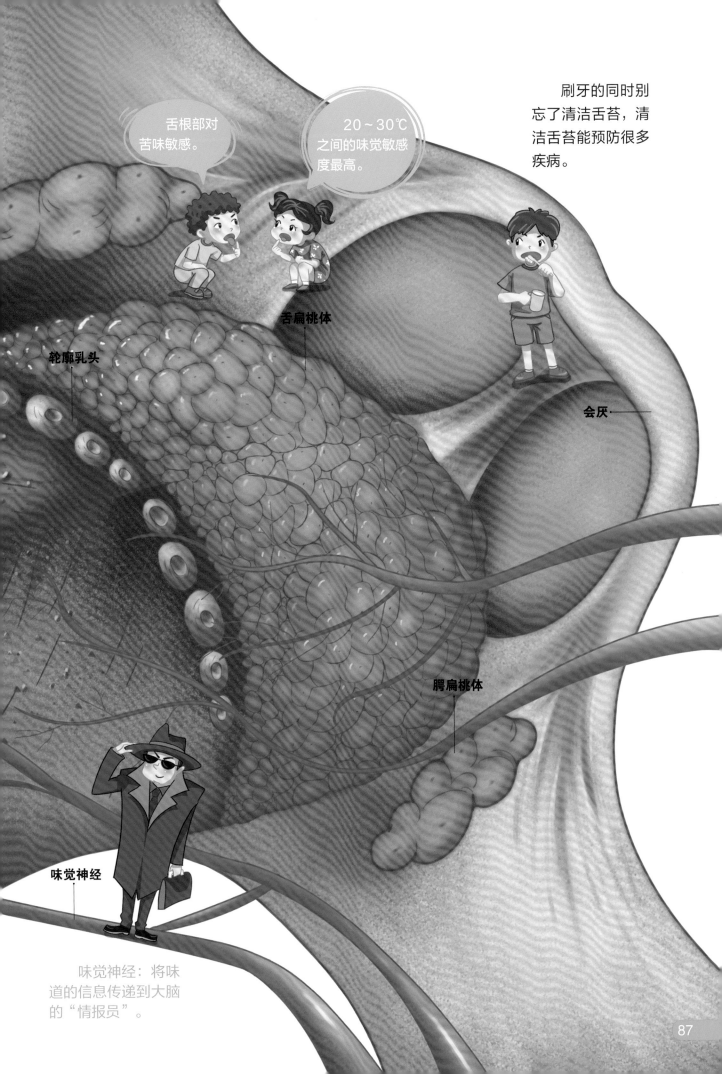

唾液

每当早上准备好吃的东西，我们都会情不自禁地分泌口水，想要快点吃到好吃的。为什么每当我们想象时，就会分泌口水？为什么口腔里面总是湿润的，唾液这么多？今天我们要和水萌萌一起，进入爸爸的唾液腺，了解唾液分泌的奥秘！

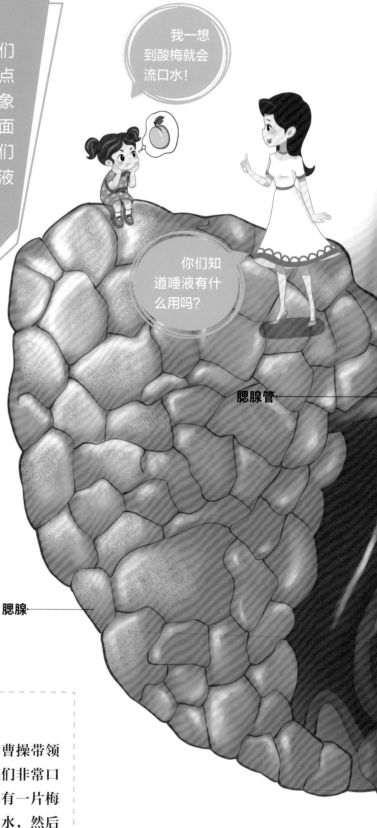

我一想到酸梅就会流口水！

你们知道唾液有什么用吗？

腮腺管

腮腺

唾液可以杀菌。

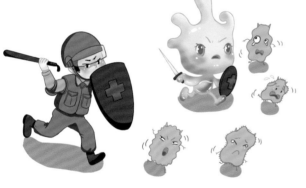

唾液中的溶菌酶具有杀菌作用，唾液淀粉酶可使淀粉分解为麦芽糖。

望梅止渴

望梅止渴是一个古代的成语故事。相传曹操带领士兵打仗，因为方圆百里没有水源，所以他们非常口渴。此时，曹操为了激励他们，于是说远处有一片梅林，士兵们想到梅子的酸味，口中流出了口水，然后继续行军。这个成语故事其实蕴藏着一个生理知识，一想到酸的就流口水是一种条件反射。

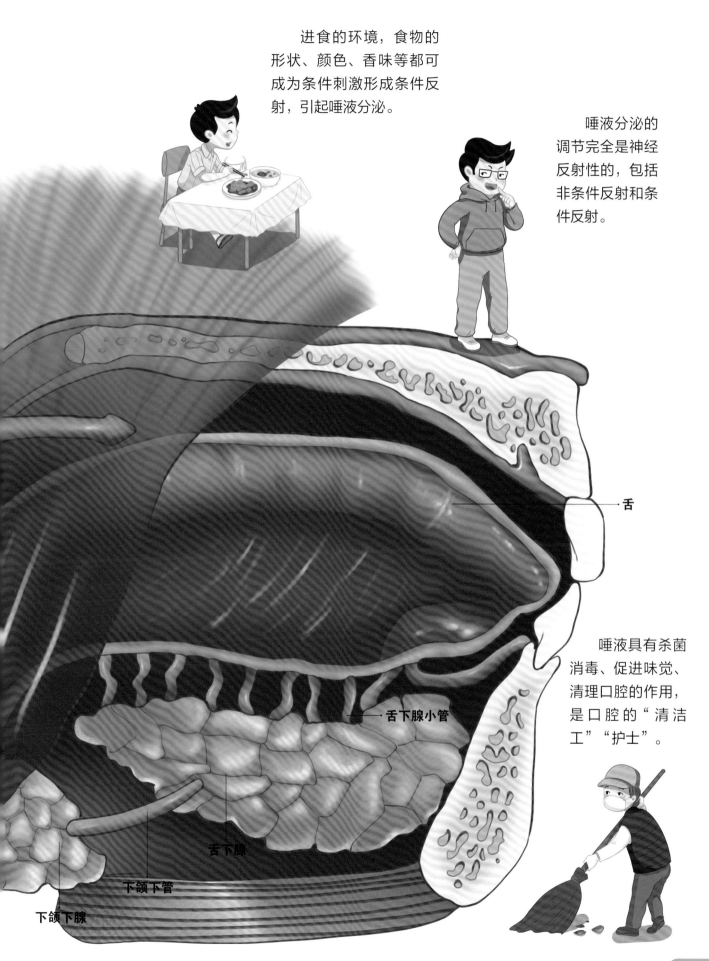

进食的环境，食物的形状、颜色、香味等都可成为条件刺激形成条件反射，引起唾液分泌。

唾液分泌的调节完全是神经反射性的，包括非条件反射和条件反射。

舌

唾液具有杀菌消毒、促进味觉、清理口腔的作用，是口腔的"清洁工""护士"。

舌下腺小管

舌下腺

下颌下管

下颌下腺

食管

爸爸是一个美食家，他吃过很多国家的美食，但是无论是咖喱、火鸡面，还是天妇罗都没有妈妈做的豆腐鱼头汤好喝。可是爸爸今天喝鱼汤时，不小心被鱼刺卡住了喉咙，产生刺痛感。妈妈准备带爸爸去医院检查一下，爸爸自己却认为喝些温水就缓解了，哥哥决定进入爸爸的食管帮助爸爸查看一下。

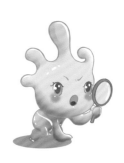

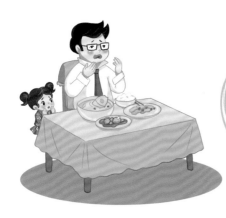

鱼刺卡住喉咙千万不能胡乱处理！

右主支气管 ⸺

食管 ⸺

食管是口腔与胃部的连接通道。

食管是消化管各部中最狭窄的部分，为前、后扁平的肌性管状器官。

食管本身没有任何消化作用，其主要功能是把食物从咽部送到胃里。

鱼刺卡在喉咙怎么处理

如果鱼刺卡住的位置较浅，肉眼可见的话，可以尝试用镊子将其取出。如果鱼刺位置较深，肉眼无法发现的话，建议大家及时去医院取出。不建议使用大口吃馒头、喝醋、喝水等方式将鱼刺咽下去，因为鱼刺被吞咽后可能会刺伤食管，或者锐利的鱼刺可能会扎穿黏膜，进入到食管旁边的间隙里，所以一定要及时就医。

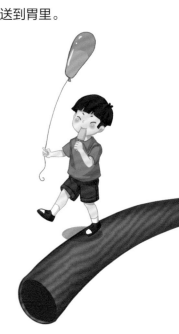

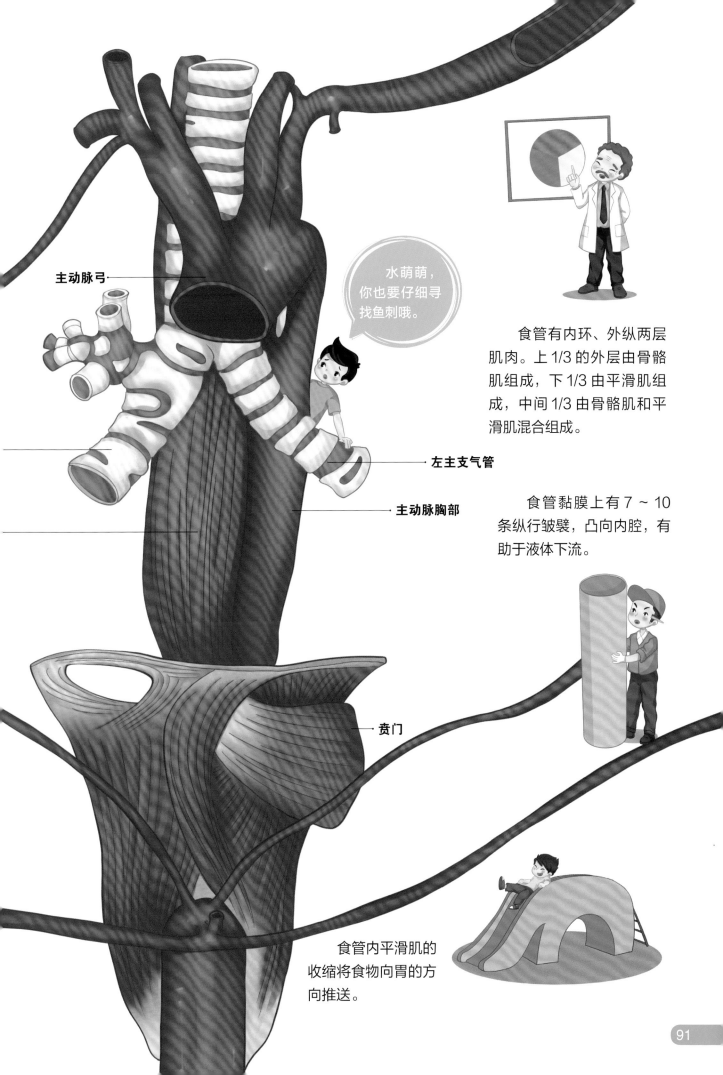

主动脉弓

水萌萌，
你也要仔细寻
找鱼刺哦。

左主支气管

主动脉胸部

食管有内环、外纵两层
肌肉。上 1/3 的外层由骨骼
肌组成，下 1/3 由平滑肌组
成，中间 1/3 由骨骼肌和平
滑肌混合组成。

食管黏膜上有 7 ~ 10
条纵行皱襞，凸向内腔，有
助于液体下流。

贲门

食管内平滑肌的
收缩将食物向胃的方
向推送。

肝脏

爸爸今天看上去非常高兴，原来他的体检报告出来了，爸爸的检查指标都正常。哥哥好奇地看了看爸爸的体检报告，他敏感地发现爸爸每次体检都会有"肝功能检查"。为什么呢？肝功能检查是最常见的体检检查项目，它可以帮助大家及早地发现和诊断某些疾病。

肝脏可以分泌胆汁，胆汁进入小肠后可以帮助消化食物。

肝脏是人体最大的腺体，也是体内新陈代谢的中心。

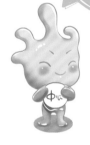

据估计，在肝脏中发生的化学反应有500种以上。

肝脏能够过滤和清洁流经的血液，分解出有害物质。还能将血液中的营养物质进行加工合成，并输送到身体的其他部位。

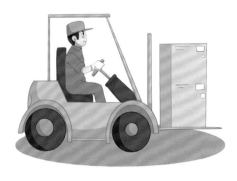

胆囊————

胆囊是储存胆汁的地方，身体一旦需要胆汁，胆囊就会分泌胆汁到身体里。

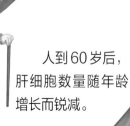

人到60岁后，肝细胞数量随年龄增长而锐减。

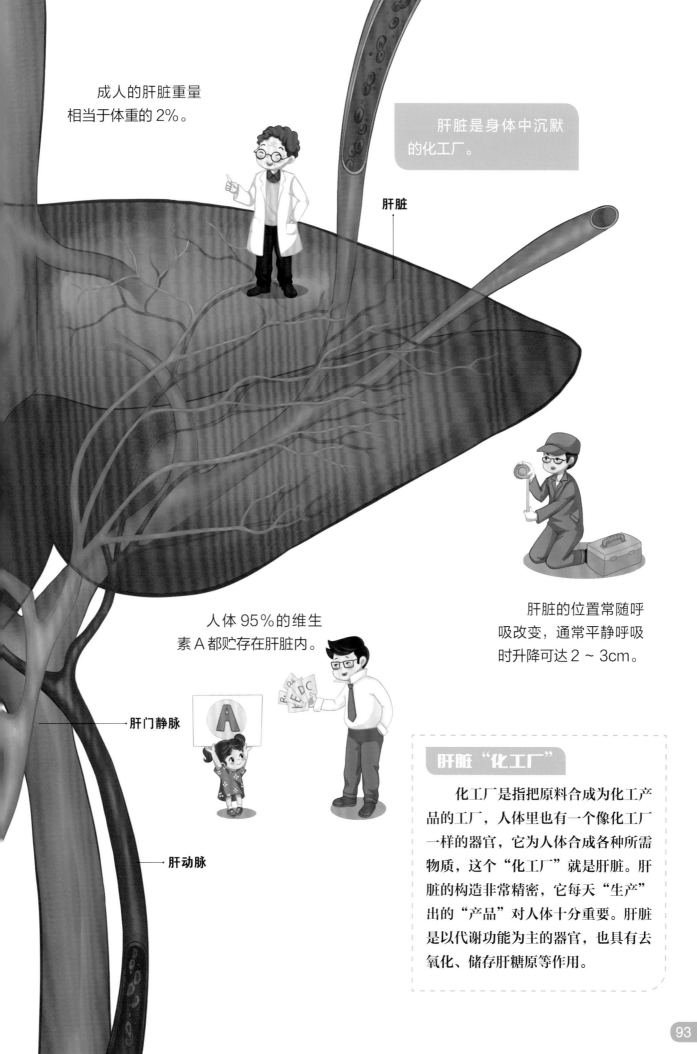

成人的肝脏重量相当于体重的2%。

肝脏是身体中沉默的化工厂。

肝脏

肝脏的位置常随呼吸改变，通常平静呼吸时升降可达2～3cm。

人体95％的维生素A都贮存在肝脏内。

肝门静脉

肝动脉

肝脏"化工厂"

化工厂是指把原料合成为化工产品的工厂，人体里也有一个像化工厂一样的器官，它为人体合成各种所需物质，这个"化工厂"就是肝脏。肝脏的构造非常精密，它每天"生产"出的"产品"对人体十分重要。肝脏是以代谢功能为主的器官，也具有去氧化、储存肝糖原等作用。

胆囊

爸爸坐在客厅里，一个人偷偷地看起了恐怖片。哥哥有点害怕又有些惊讶地说："爸爸，你的胆子真大，竟然能一个人看恐怖片。"爸爸说："胆子大不代表胆就大。"哥哥有些迷糊地问："胆子与胆有什么关系呢？"今天我们和哥哥一起来到了爸爸的胆囊，来了解胆囊的具体作用。

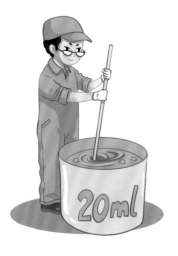

胆囊每天分泌约 20mL 黏液，黏液起保护和润滑胆囊黏膜的作用，主要成分为黏蛋白。

胆囊：胆汁的"存储仓库"。

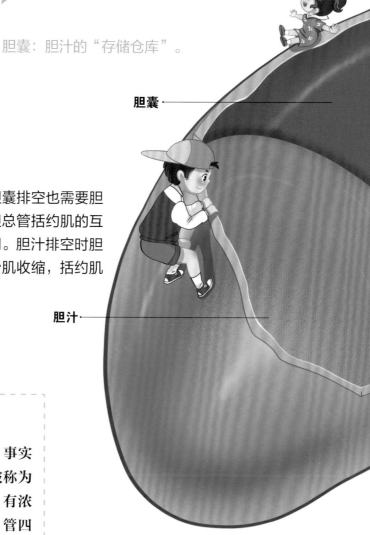

胆囊

胆囊排空也需要胆囊和胆总管括约肌的互相作用。胆汁排空时胆囊平滑肌收缩，括约肌松弛。

胆汁

胆子大，胆就真的大吗

总会听到"胆子大是胆量大"的说法，事实上，人的胆量与胆没有关系。胆在医学上被称为胆囊，它位于右方肋骨下，肝的胆囊窝内，有浓缩和储存胆汁的作用。胆囊分底、体、颈、管四部，颈部连着胆囊管。胆囊壁由黏膜、肌层和外膜三层组成。

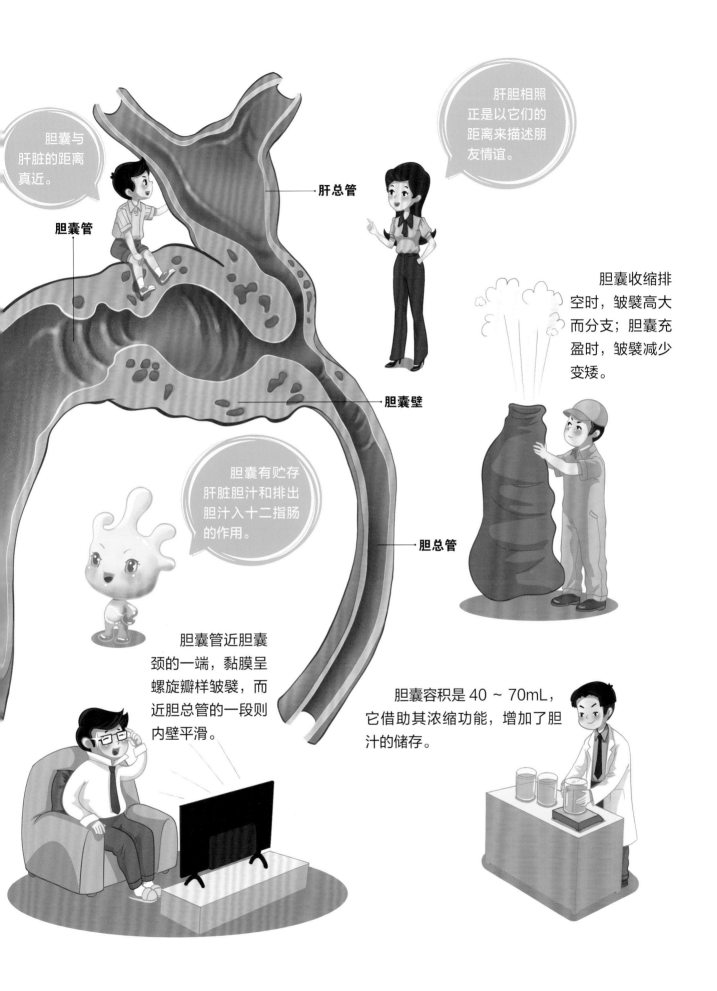

胆囊与肝脏的距离真近。

肝胆相照正是以它们的距离来描述朋友情谊。

胆囊管

肝总管

胆囊壁

胆总管

胆囊收缩排空时，皱襞高大而分支；胆囊充盈时，皱襞减少变矮。

胆囊有贮存肝脏胆汁和排出胆汁入十二指肠的作用。

胆囊管近胆囊颈的一端，黏膜呈螺旋瓣样皱襞，而近胆总管的一段则内壁平滑。

胆囊容积是 40 ~ 70mL，它借助其浓缩功能，增加了胆汁的储存。

胃

吃完午饭后，爸爸的肚子鼓鼓囊囊的，里面满满的都是食物。为什么吃完饭后肚子就会鼓起来呢？这是因为胃呈囊状，具有较大的伸展性，成年人的胃能容纳2L左右的食物，能暂时储存食物，同时胃也可以进行食物的搅拌。为了了解胃部结构，我们和水萌萌一起来到了爸爸的胃。

胃壁分为黏膜、黏膜下层、肌层和浆膜4层，它们向着不同的方向收缩和舒张，形成了胃蠕动。

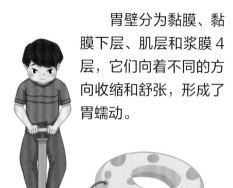

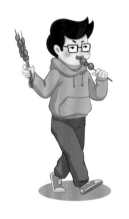

胃既是食物的储存室，又像一个搅拌粉碎机。

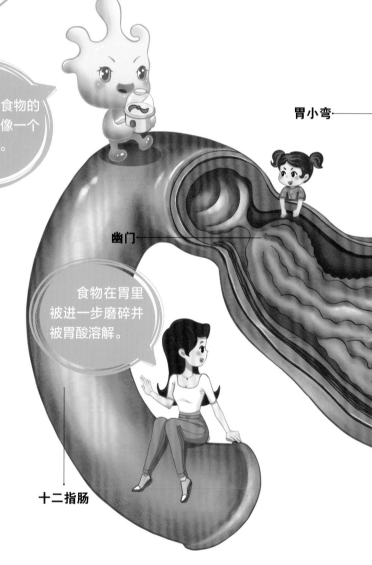

胃小弯

幽门

食物在胃里被进一步磨碎并被胃酸溶解。

十二指肠

胃通过有节奏地蠕动，把食物充分搅拌和粉碎，直到食物变为一种黏稠的液状物，并将其排到十二指肠，这个过程被称为胃排空。

大胃王真的存在吗

空腹时胃呈管状，容积一般在50～100mL。正常吃饭后胃会慢慢扩大，变为1000～1500mL，可能扩大10倍左右。大胃王的胃比普通人的大一点，他们会进行后天训练。大胃王的胃最大可被撑到2400～3200mL，这也是胃的极限容量。但是经常吃过量的食物，会导致胃壁被反复拉伸到极致，变得松弛，导致胃蠕动力衰退，继而影响消化。

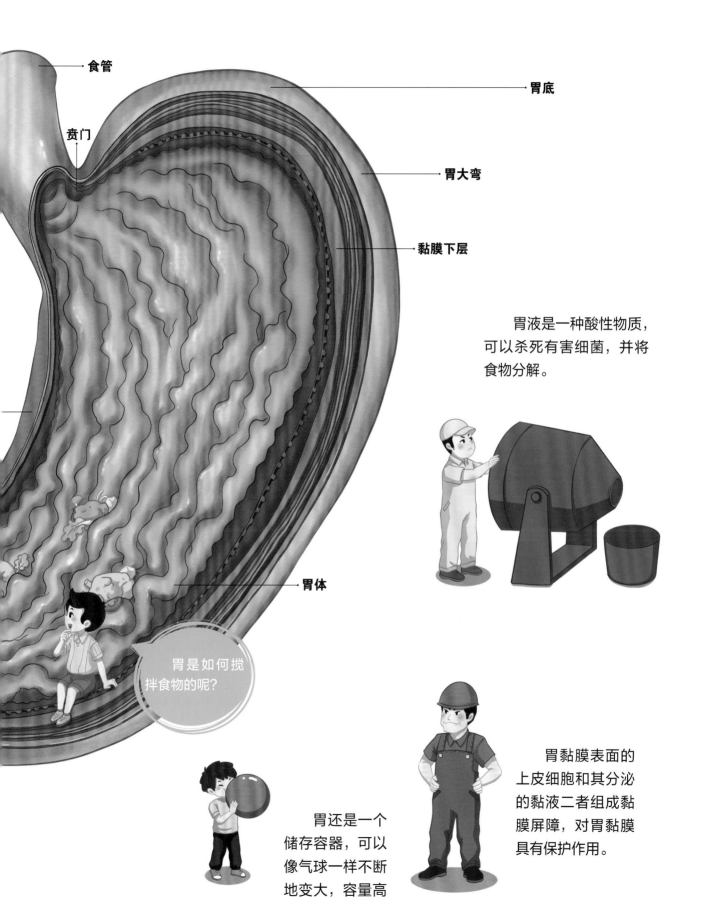

食管

贲门

胃底

胃大弯

黏膜下层

胃体

胃液是一种酸性物质，可以杀死有害细菌，并将食物分解。

胃是如何搅拌食物的呢?

胃还是一个储存容器，可以像气球一样不断地变大，容量高达2L。

胃黏膜表面的上皮细胞和其分泌的黏液二者组成黏膜屏障，对胃黏膜具有保护作用。

小肠

哥哥运动后很是饥饿，妈妈准备了一桌子丰盛的晚餐，哥哥大口吃着晚餐很好奇地问妈妈："我们吃的食物是在哪里被吸收的？"妈妈说："食物的消化吸收主要就是在我们的小肠里。"于是我们来到了小肠……

小肠位于腹中，上端接幽门与胃相通，下端接续盲肠。

动脉

小肠是食物消化吸收的重要器官。

平滑肌　**小肠壁**

小肠壁的内表面有大量的环形皱襞，皱襞上有许多指状突起，叫小肠绒毛。

小肠腺

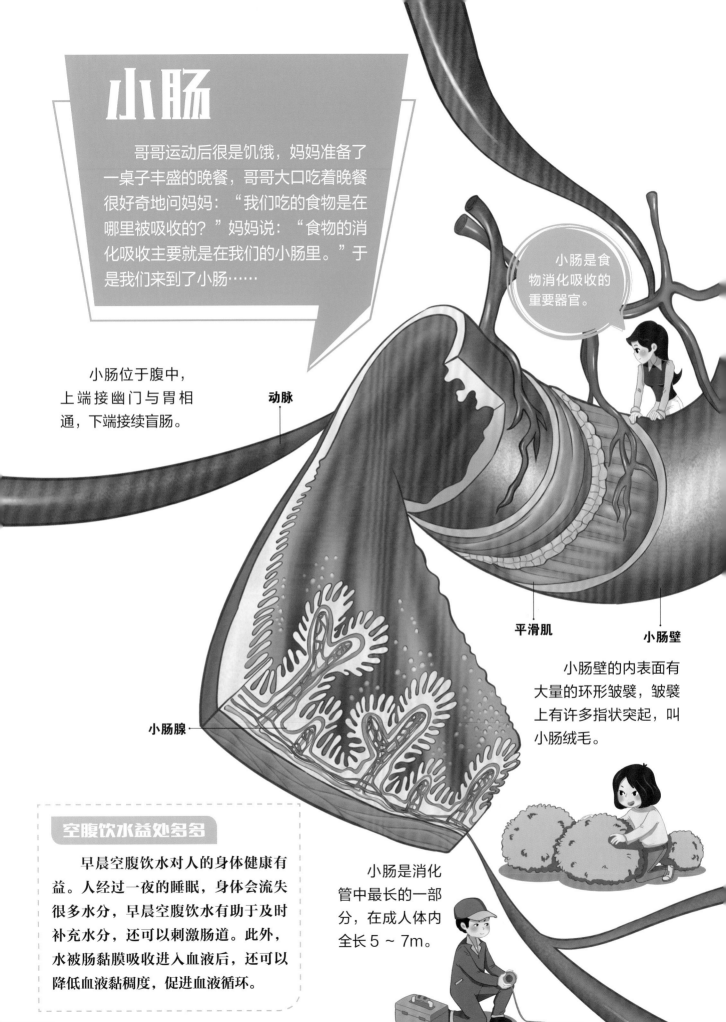

空腹饮水益处多多

早晨空腹饮水对人的身体健康有益。人经过一夜的睡眠，身体会流失很多水分，早晨空腹饮水有助于及时补充水分，还可以刺激肠道。此外，水被肠黏膜吸收进入血液后，还可以降低血液黏稠度，促进血液循环。

小肠是消化管中最长的一部分，在成人体内全长 5～7m。

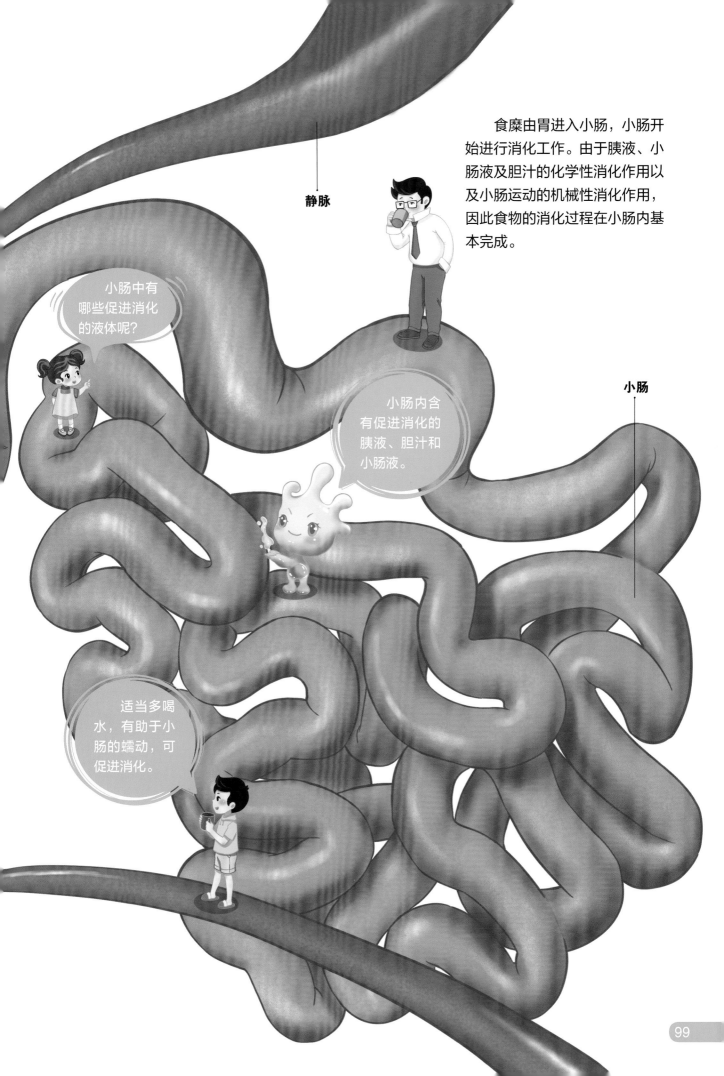

静脉

食糜由胃进入小肠，小肠开始进行消化工作。由于胰液、小肠液及胆汁的化学性消化作用以及小肠运动的机械性消化作用，因此食物的消化过程在小肠内基本完成。

小肠

小肠中有哪些促进消化的液体呢？

小肠内含有促进消化的胰液、胆汁和小肠液。

适当多喝水，有助于小肠的蠕动，可促进消化。

盲肠

爸爸朋友养的小白兔，最近借住在我们家。看着兔子快速地吃着草叶，哥哥对它的消化系统十分好奇。爸爸说，兔子主要靠盲肠消化植物纤维。人体也有盲肠这个器官，但人类的盲肠是"退化"的器官，作用不大。为了反驳爸爸的看法，我们来到爸爸的盲肠……

盲肠有什么作用呢?

盲肠也属于免疫系统的一部分，其内有大量的淋巴小结，会相互融合并深入黏膜下层，起到防御外来细菌、病毒，保护机体免受损害的作用。

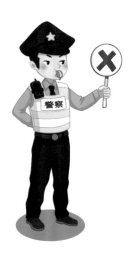

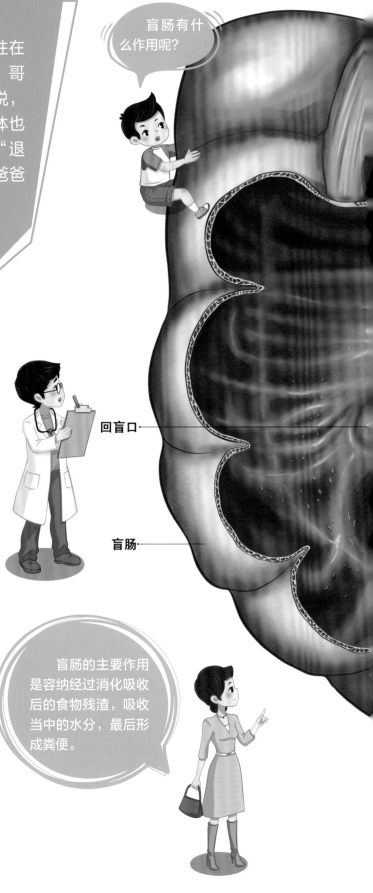

回盲口

盲肠

盲肠的主要作用是容纳经过消化吸收后的食物残渣，吸收当中的水分，最后形成粪便。

盲肠是大肠的起始段，其远端闭塞不通。盲肠也是大肠中最粗、最短、通路最多的一段，是回肠末端与结肠的交替部位。

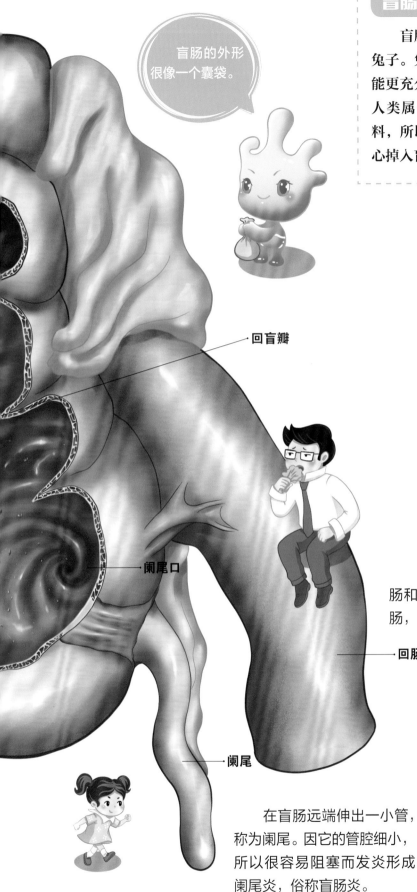

盲肠的外形很像一个囊袋。

盲肠的退化

盲肠一般在草食性动物中特别发达，如兔子。兔子会摄入大量植物作为食物，为了能更充分地消化植物纤维，盲肠比较发达。人类属于杂食性动物，能够摄入足够的养料，所以盲肠已逐渐退化。如果有食物不小心掉入盲肠，容易引起炎症。

回盲瓣

回盲瓣是以小肠环层肌为基础突向大肠的黏膜皱襞，是小肠通向大肠的门户。

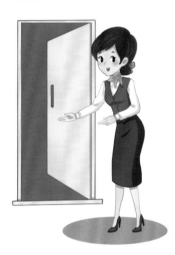

阑尾口

回肠

回肠指连接空肠和盲肠的一段小肠，形状弯曲。

盲肠长 6 ~ 8cm。

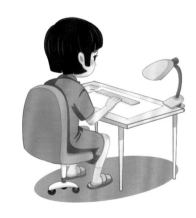

阑尾

在盲肠远端伸出一小管，称为阑尾。因它的管腔细小，所以很容易阻塞而发炎形成阑尾炎，俗称盲肠炎。

直肠

爸爸似乎吃坏了肚子，他进入厕所后，很久都不出来……粪便是人或动物的大肠排泄物，粪便经由大肠的最后一节——直肠转移到肛管后排出身体。常听人说直肠就是粪便制造厂，今天我们来到直肠，了解粪便的形成过程。

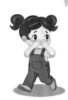

这里臭臭的，好黑呀！

直肠是消化系统的最后一段，粪便在排出前积聚在这里。

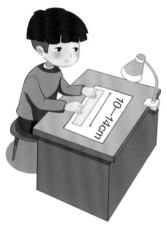

臭臭的是因为直肠是粪便的储存场所。

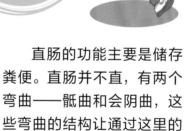

直肠位于盆腔内，上端与乙状结肠相连，下端与肛管相连。长度为 10 ～ 14cm。

直肠的功能主要是储存粪便。直肠并不直，有两个弯曲——骶曲和会阴曲，这些弯曲的结构让通过这里的粪便延长停留的时间。

直肠横襞

粪便的形成

食物残渣在大肠内，其中一部分水分和电解质等被大肠黏膜吸收，经过细菌的发酵和腐败作用，即变成粪便排出体外。粪便含有食物中不被消化的纤维素、消化道脱落的上皮细胞、黏膜碎片和大量细菌，还有未被吸收的消化道分泌物，如黏液、胆色素、黏蛋白和消化液等。

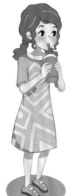
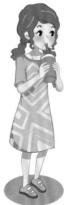

直肠也能吸收水、少量葡萄糖、氨基酸和药物。

结肠

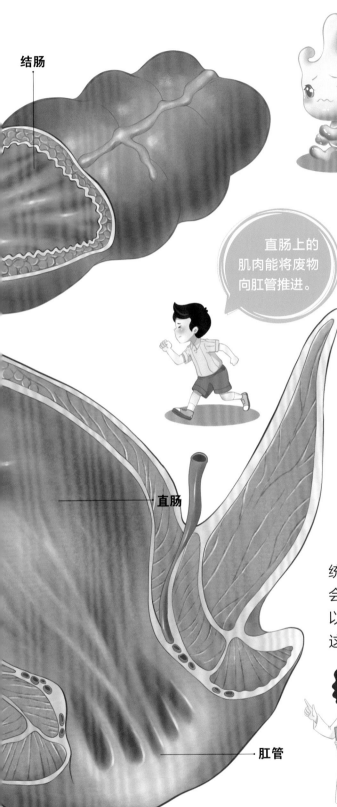

直肠

肛管

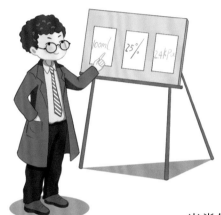

臭味主要来源于蛋白质分解产生的吲哚、粪臭素。

直肠上的肌肉能将废物向肛管推进。

当100mL粪便将直肠充盈25%，或者直肠内压力达到约2.4kPa时，就可产生便意。

当粪便物质进入直肠时，直肠壁会发生容受性扩张，当在膨胀的直肠腔内产生足够的压力时，就会产生排便的冲动。

当直肠壁内的神经系统受体受到刺激时，它们会向肛管、胸壁和腹壁肌以及大脑延髓发出冲动，这时就产生了排便。

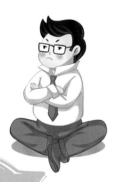

消化过程还会产生废气，废气通过肛门排出，会发出声响，气味难闻，俗称放屁。

肛门

我们刚刚从爸爸的直肠回来，发现爸爸还在厕所"奋斗"着，爸爸在进行着"排泄"工作。其实更准确地说，爸爸的身体正在进行排遗工作——爸爸将消化系统的废物排出。爸爸为什么能控制废物的排泄呢？我们来到爸爸的肛门一探究竟。

排泄是排泄系统的一部分，呼出废气、流汗、小便都属于排泄。

肛门是肛管的末端，也是人体的一种器官，它位于臀部之间。

肛门紧闭呈一前后纵裂，排便时扩张呈圆形，直径 2 ~ 3cm。

排泄是消化系统作用的一部分，是食物经口而后入消化器官消化吸收后，排出剩余废物的过程。

静脉

肛门的作用

肛门可以释放出人体中的废气，即我们俗称的屁。也可以帮助人体排出身体内的废物，并阻止肠内容物不自主溢出体外，同时阻止外界的气体、液体等异物进入肠腔，起到了"门控"的作用。

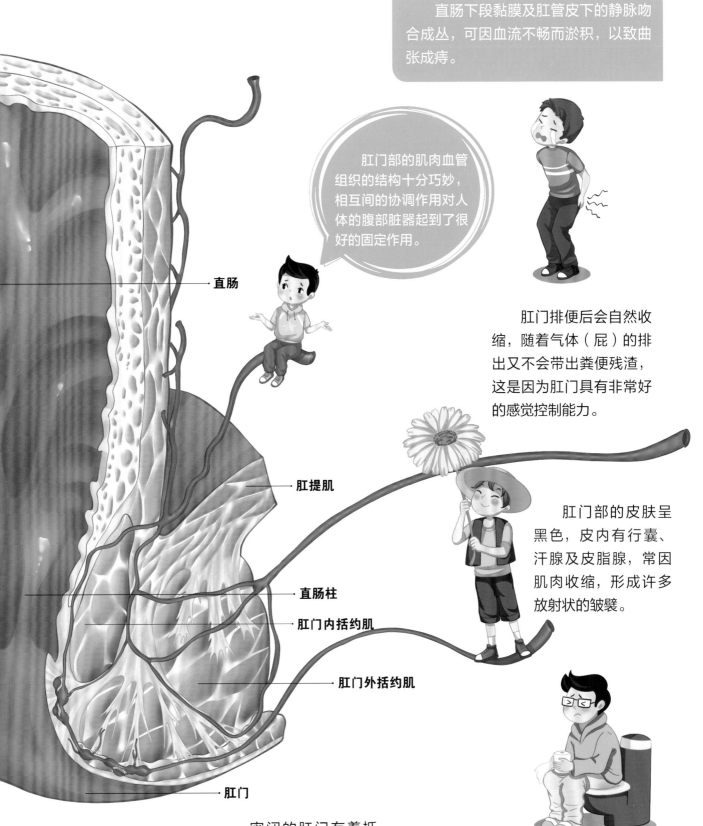

直肠下段黏膜及肛管皮下的静脉吻合成丛，可因血流不畅而淤积，以致曲张成痔。

肛门部的肌肉血管组织的结构十分巧妙，相互间的协调作用对人体的腹部脏器起到了很好的固定作用。

肛门排便后会自然收缩，随着气体（屁）的排出又不会带出粪便残渣，这是因为肛门具有非常好的感觉控制能力。

肛门部的皮肤呈黑色，皮内有行囊、汗腺及皮脂腺，常因肌肉收缩，形成许多放射状的皱襞。

直肠

肛提肌

直肠柱

肛门内括约肌

肛门外括约肌

肛门

密闭的肛门有着抵御体外的细菌、异物进入人体内的作用。

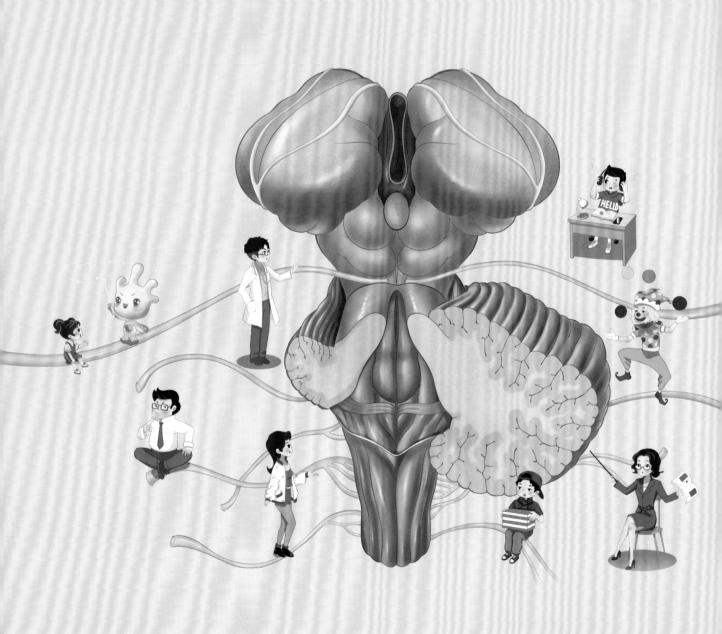

我们的大脑

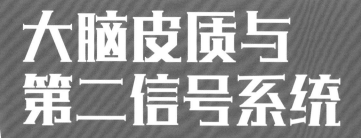

大脑皮质与第二信号系统

下雨天，爸爸希望天气能放晴。工作时，爸爸希望项目能尽快完成。为什么人类每天都有许多愿望呢？这些愿望是从我们大脑中的哪个部分产生的呢？巴甫洛夫的理论认为，这与大脑皮质和第二信号系统有关。

愿望的形成与第二信号系统有关。

大脑皮质

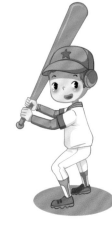

大脑皮质是调节躯体运动或者说是控制躯体运动的最高级中枢。

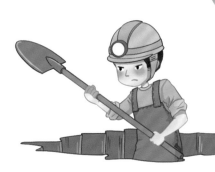

大脑表面的沟回，扩大了皮质的表面积，其中约2/3埋在沟内。

大脑皮质是覆盖在大脑半球表面的灰质，其深部是髓质，内含基底节。

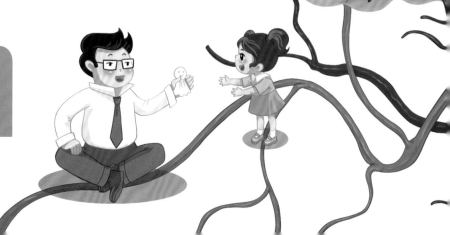

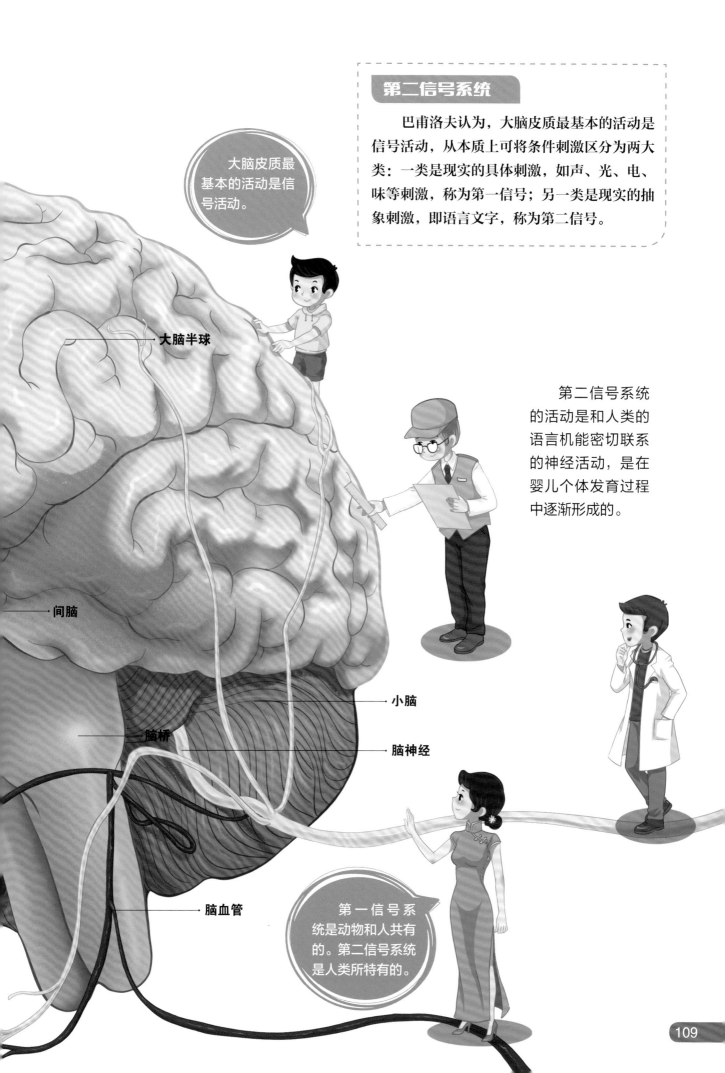

巴甫洛夫认为，大脑皮质最基本的活动是信号活动，从本质上可将条件刺激区分为两大类：一类是现实的具体刺激，如声、光、电、味等刺激，称为第一信号；另一类是现实的抽象刺激，即语言文字，称为第二信号。

大脑皮质最基本的活动是信号活动。

第二信号系统的活动是和人类的语言机能密切联系的神经活动，是在婴儿个体发育过程中逐渐形成的。

大脑半球

间脑

小脑

脑桥

脑神经

脑血管

第一信号系统是动物和人共有的。第二信号系统是人类所特有的。

左脑和右脑

哥哥看武侠剧时，发现里面的人物用"左手画圆，右手画方"的方式练成了绝世神功。哥哥对此非常好奇，于是尝试着模仿。但是，哥哥无法做到，于是哥哥去求助妈妈。妈妈说："这件事很难做到，因为它需要左右脑同时工作。"水萌萌听到了他们的讨论，决定前往哥哥的大脑，去看看左、右脑的秘密。

左、右脑的结构基本一致，功能是不完全对称的。

脑可分为大脑、小脑和脑干 3 部分。大脑就占据了脑的 3/4。

左脑——

大脑分为左、右两个半球，分别叫作"左脑"和"右脑"，左半球控制身体的右半边，右半球控制身体的左半边。

难以实现的"左手画圆，右手画方"

大脑皮层的运动中枢负责控制"画画"这个动作，而运动中枢对称地分布在大脑的左、右半球，其中左脑控制右手，右脑控制左手。左脑和右脑之间有许多神经纤维连接，胼胝体就是两半球之间最大的连合纤维，在它的连接下左、右脑之间能够协调配合，并保持一个整体。

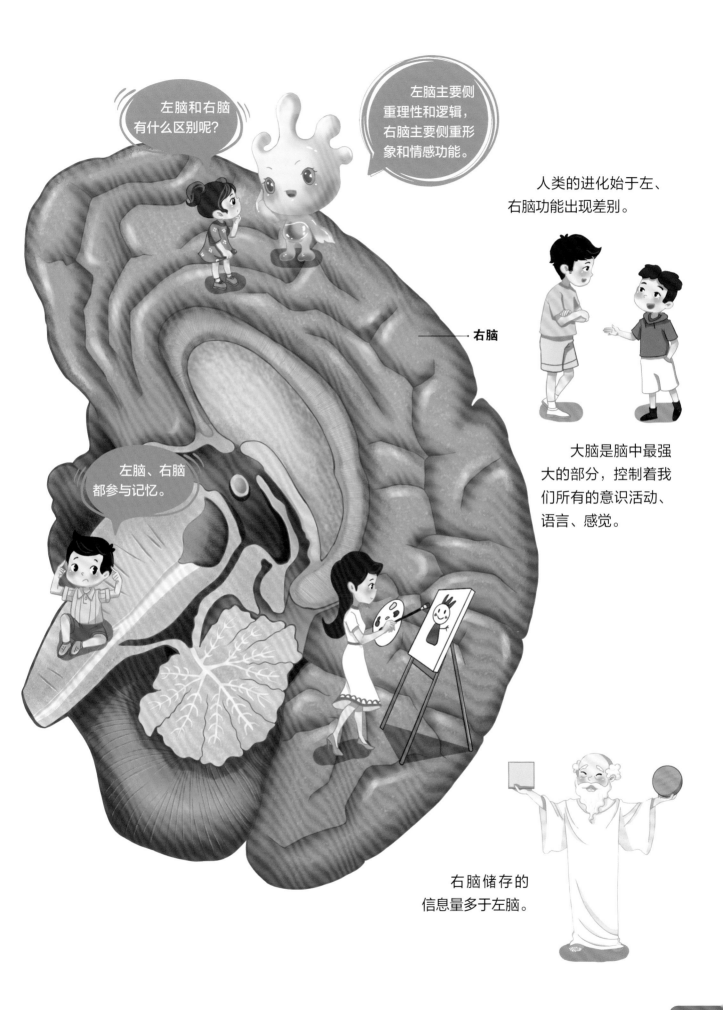

中脑

晚饭后，哥哥拿着手机开始玩起了游戏，而且声音开得很大。妹妹很是好奇，凑近了观看哥哥玩手机游戏。妹妹突然想到一个问题，跑到妈妈身边问道："妈妈，哥哥玩游戏听到声音的同时还可以看到画面，这是因为什么呢？"为了解答妹妹的疑惑，她们来到了哥哥的中脑。

中脑是视觉与听觉的反射中枢，凡是瞳孔、眼球、肌肉等活动，均受中脑的控制。

中脑是视觉、听觉的反射中枢。

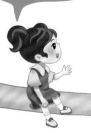

我们听声音是用耳朵完成的吗？

声源的传播通过空气将声波传入耳朵。耳朵再将声波转换为神经冲动传递给听神经，经由听神经将神经冲动传入大脑听觉中枢，整个过程实际是一个听觉的通路，并不是耳朵独自就能完成的。

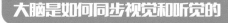

大脑是如何同步视觉和听觉的

声音和光的传播速度本是不同的，为了纠正这个差异，大脑通过改变我们的时间感，使我们对声音和视觉的联合感知同步。这种主动的时间重新校准是大脑用来避免对现实的扭曲或断开的感知的工具之一，并有助于在我们所感知的图像和声音之间建立因果关系，尽管物理速度和神经处理速度不同。

中脑位于脑桥、小脑和间脑之间，并与它们相连接，恰好是整个脑的中点。

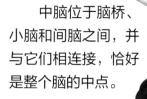

中脑是人脑中重要的组织结构，包含上丘和下丘四个结构，是人体重要的功能核团区。

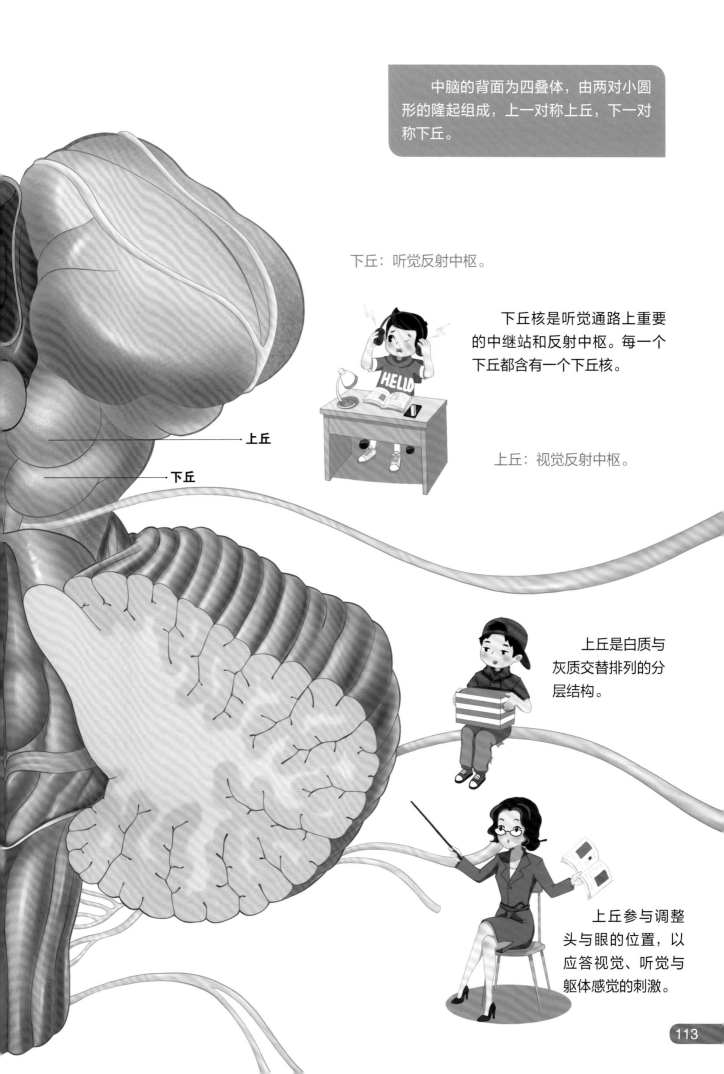

中脑的背面为四叠体，由两对小圆形的隆起组成，上一对称上丘，下一对称下丘。

下丘：听觉反射中枢。

下丘核是听觉通路上重要的中继站和反射中枢。每一个下丘都含有一个下丘核。

上丘：视觉反射中枢。

上丘

下丘

上丘是白质与灰质交替排列的分层结构。

上丘参与调整头与眼的位置，以应答视觉、听觉与躯体感觉的刺激。

小脑

哥哥打开生物作业，今天的课后习题是："请列出小脑的几种独特作用。"哥哥看到问题后，迅速地回答："小脑具有控制身体平衡的作用。"小脑除了具有控制平衡的作用外，还有哪些作用呢？今天，我们来到哥哥的小脑，了解这个"运动指挥员"！

小脑真的好小啊！

绒球

小脑是脑的第二大部分，也是人体脑部中最重要的区域之一。

小脑扁桃体

小脑：保持机体平衡的"运动指挥员"。

小脑具有保持躯体平衡、调节肌张力和协调动作的重要作用。

小脑就像一个大的调节器。小脑通过它与大脑、脑干和脊髓之间丰富地传入和传出联系，参与躯体的运动指挥。

直立行走

在体质上，人类与猿猴的主要区别在于人能够用两足直立行走。在人的直立行走中，小脑的作用不小。小脑能够维持身体的平衡，它能改变躯体不同部分肌肉的张力，使机体在重力作用下，运动时能保持姿势平衡。

小脑按功能可分为三大类，即前庭小脑、脊髓小脑和小脑后叶。

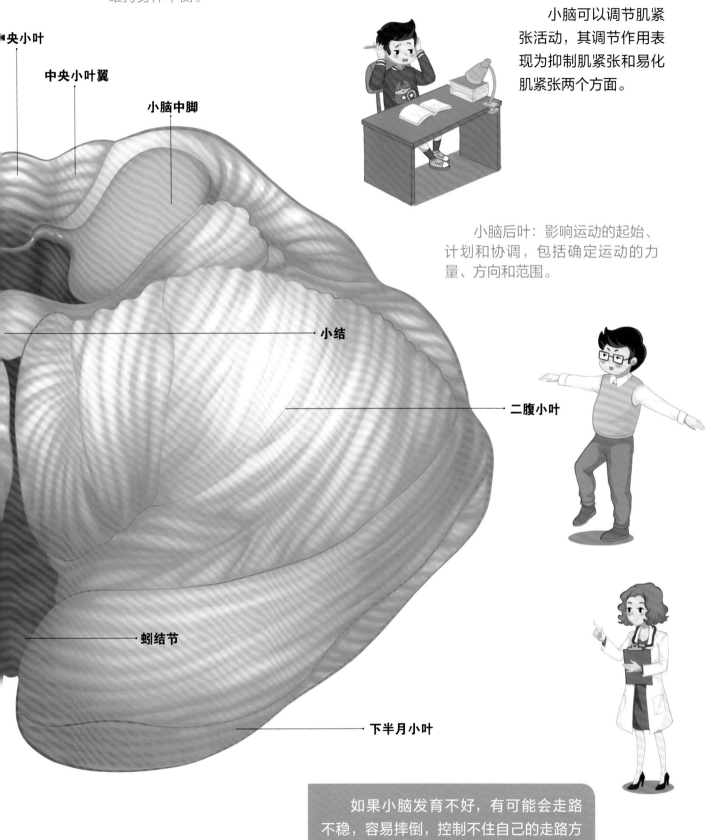

前庭小脑：调整肌紧张，维持身体平衡。

小脑可以调节肌紧张活动，其调节作用表现为抑制肌紧张和易化肌紧张两个方面。

中央小叶

中央小叶翼

小脑中脚

小脑后叶：影响运动的起始、计划和协调，包括确定运动的力量、方向和范围。

小结

二腹小叶

蚓结节

下半月小叶

如果小脑发育不好，有可能会走路不稳，容易摔倒，控制不住自己的走路方向。小脑发达的话，平衡力会更好一些。

海马

临睡前，妹妹开始背26个字母，她总觉得晚上睡觉前记忆力会更好。爸爸说，记忆可分为长期记忆和短期记忆。长期记忆可以维持几天到几年，而短期记忆仅维持几秒到几小时。妹妹想将26个字母长久地记住，一起来进入妹妹的海马，探究长期记忆储存的秘密吧。

由于我们的大脑每分每秒都接收大量的信息，所以无法记住所有的内容。这时我们就需要一个记忆检查员"海马"来判断哪个信息重要并存入长期记忆，哪个信息不重要并放弃。

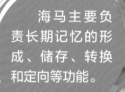

海马主要负责长期记忆的形成、储存、转换和定向等功能。

海马的名字来自拉丁文，因它的结构形状和海马（动物）相似而得名。

图像记忆法

为了记住更多东西，人们创造出了很多记忆法，如口诀记忆法、归纳记忆法、图像记忆法等。其中，图像记忆法是采用图像的方法帮助记忆，它是目前最合乎人类大脑运作模式的记忆方法。图像记忆法的使用要领是图像必须精简、夸张、生动，让人们在记忆图像的同时也记住知识。

海马常被看作侧脑室颞角的一个内侧凸起。它由 CA1、CA2、CA3 和 CA4 四个区域组成。

成年男性的大脑比成年女性的大脑体积大 14% 左右，而男女个体大脑中海马也存在差异，进而影响了男女不同的骨骼结构以及神经元之间持续增强结构连接的能力。

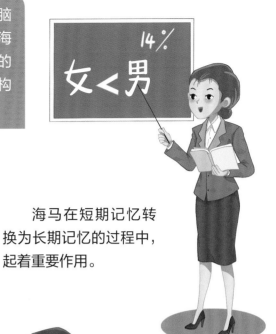

研究表明，0~15岁是人一生中记忆力最好的时段。

海马在短期记忆转换为长期记忆的过程中，起着重要作用。

人的短期记忆有自己的衰减记忆曲线。

所以，当我们需要调用记忆时，这个宫殿就仿佛资料库一样。

人们可以采用反复记忆、充分联想、肉体感觉、集中记忆等方法来刺激海马将重要信息转变为长期记忆。

—— **海马**

记忆会随着时间的流逝而衰减，所以要及时巩固主要信息，防止记忆的衰减。

海马就像一座记忆宫殿，存储着我们的记忆。

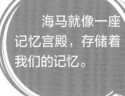

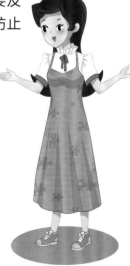

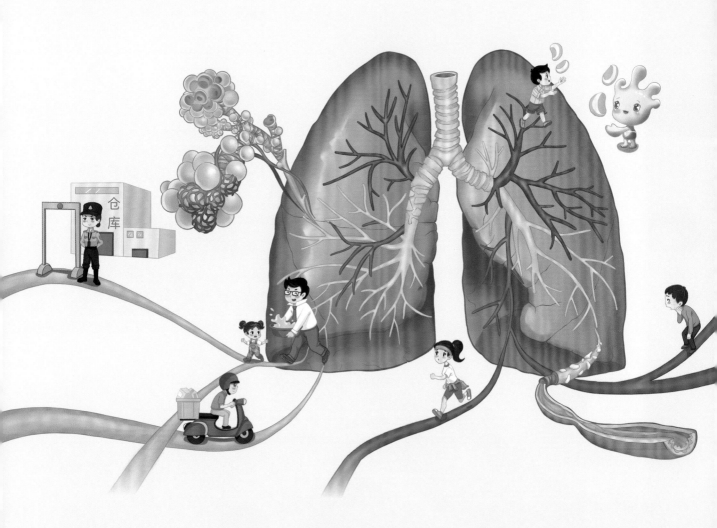

我们的肺部与免疫系统

肺部

妈妈跑步归来后，总是大口大口地呼吸。妹妹看到了这一幕，好奇地去问爸爸："爸爸，呼吸的时候，是什么部位在起重要作用呢？"爸爸说："这时候肺部的作用是最大的，运动后我们会通过呼吸获取更多的氧气来供给身体。"于是爸爸带着妹妹进入了妈妈的肺，来探索呼吸的秘密。

肺泡是肺部最基础的组成单位，是气体交换的主要场所，它像一层膜的小泡一样。

肺泡

O₂

右肺上叶

水平裂

肺也是由支气管分支及其末端形成的肺泡共同构成。

仓库

右肺下叶

肺：人体中气体交换的"安检中心"。

肺会不断地吸进清气，排出浊气。这是因为肺的呼吸作用主要是完成机体与外界的气体交换，维持生命活动。

中叶

肺和呼吸

肺呼入空气时，空气中的氧气会透过肺泡膜进入肺泡壁上的毛细血管里，然后通过血液循环，将氧气输送到全身各个器官组织供给各器官氧化过程所需，而各器官组织产生的代谢产物（如二氧化碳）再经过血液循环运送到肺，然后经呼吸道呼出体外。

爸爸，肺有什么作用呢？

肺泡：气体交换的"中转站"。

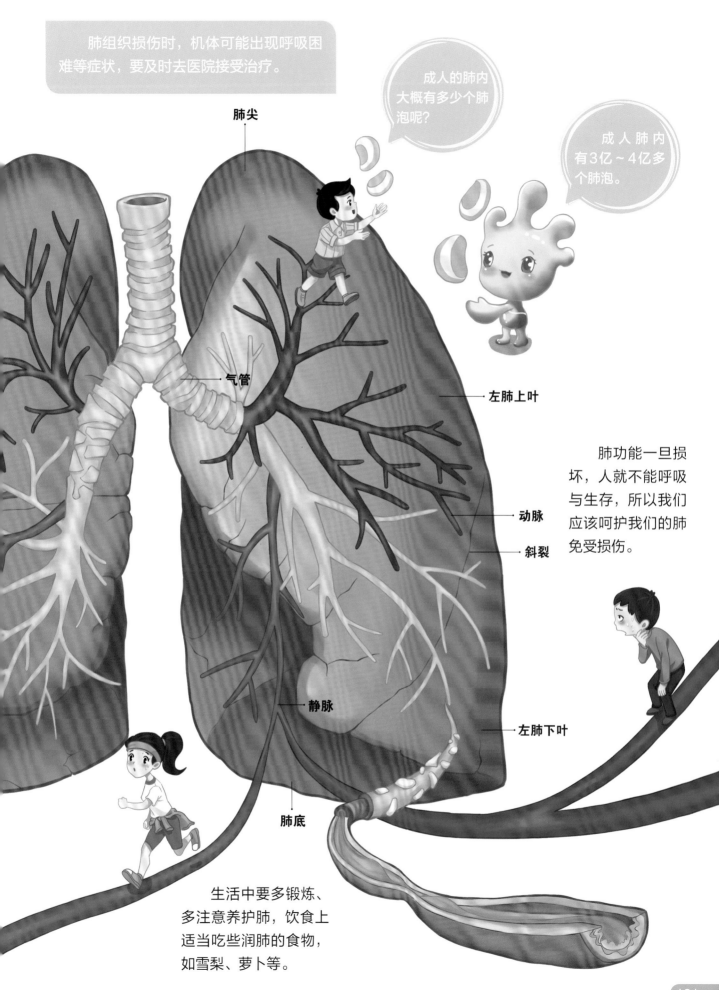

肺组织损伤时，机体可能出现呼吸困难等症状，要及时去医院接受治疗。

成人的肺内大概有多少个肺泡呢？

成人肺内有3亿～4亿多个肺泡。

肺尖

气管

左肺上叶

动脉

斜裂

静脉

肺底

左肺下叶

肺功能一旦损坏，人就不能呼吸与生存，所以我们应该呵护我们的肺免受损伤。

生活中要多锻炼、多注意养护肺，饮食上适当吃些润肺的食物，如雪梨、萝卜等。

淋巴

快到深夜，妈妈让我们赶紧睡觉。妈妈说早睡有助于身体排毒，能让身体更健康。我们不禁对身体的排毒机制产生了好奇心。听说，淋巴是身体最大的排毒通道，我们将和水萌萌一起，顺着淋巴液对身体的免疫系统进行初步了解。

淋巴系统是防卫病原微生物入侵最有效的武器，它能发现并清除异物、外来病原微生物等引起内环境波动的因素。

淋巴存在于人体的各个部位，对于人体的免疫系统有着至关重要的作用。

淋巴：遍布免疫系统的"护卫"。

淋巴液在淋巴管内回流，最后流入静脉，部分组织液经此流入血液往复循环。

淋巴细胞属于白细胞的一种，它负责身体的免疫功能。

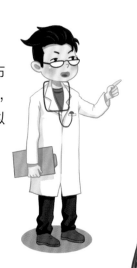

淋巴管分布在我们全身各部，是一种结构类似静脉的管子。

人体的三道防线

人体有三道防线，抵御病原体的攻击。第一道防线由皮肤和黏膜及其分泌物构成，第二道防线由体液中的杀菌物质（如溶菌酶）和吞噬细胞构成，第三道防线主要由免疫器官和免疫细胞构成。

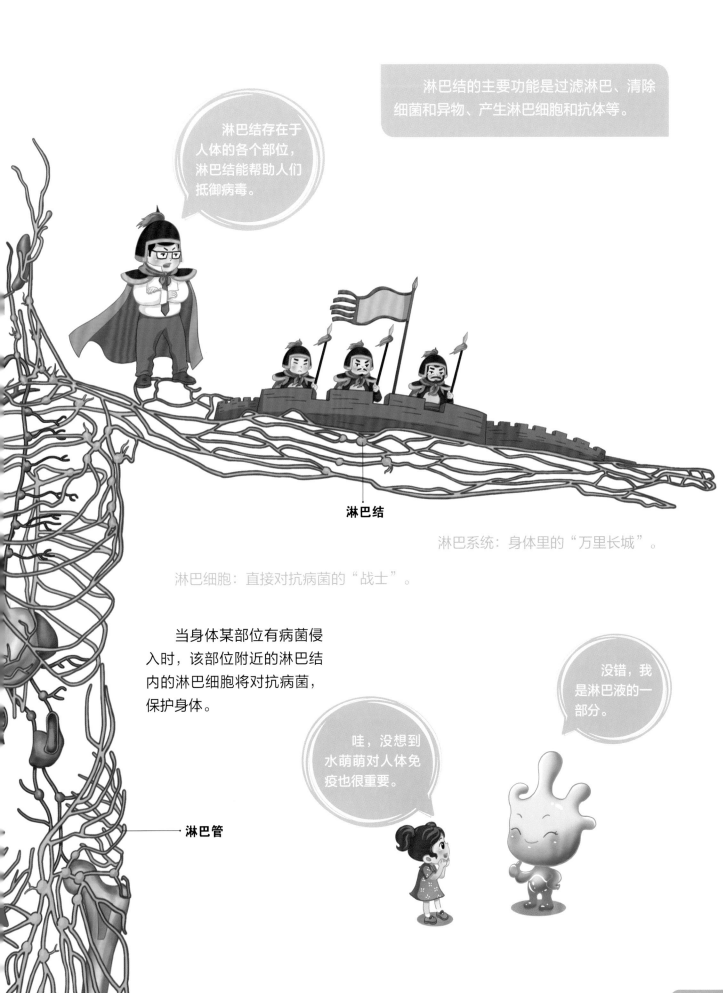

淋巴结存在于人体的各个部位，淋巴结能帮助人们抵御病毒。

淋巴结的主要功能是过滤淋巴、清除细菌和异物、产生淋巴细胞和抗体等。

淋巴结

淋巴系统：身体里的"万里长城"。

淋巴细胞：直接对抗病菌的"战士"。

当身体某部位有病菌侵入时，该部位附近的淋巴结内的淋巴细胞将对抗病菌，保护身体。

没错，我是淋巴液的一部分。

哇，没想到水萌萌对人体免疫也很重要。

淋巴管

扁桃体

这天下午爸爸在办公室办公，他很困，一不小心睡着了，发出了尴尬的鼾声。幸好办公室的人都外出了，因此没有人听到爸爸正在打鼾。为了帮助爸爸减轻睡觉时的呼噜声，我们来到了爸爸的扁桃体。听说，扁桃体发炎和肥大都可能引起打鼾……

扁桃体位于消化道与呼吸道的交会处，此处黏膜内含有大量淋巴组织，是经常接触抗原引起局部免疫应答的部位。

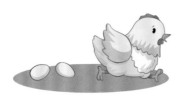

腭扁桃体是一对扁卵圆形的淋巴器官，也是最大的扁桃体。

扁桃体可产生淋巴细胞和抗体，可以抵抗细菌、病毒。

扁桃体有什么作用呢？

咽上缩肌

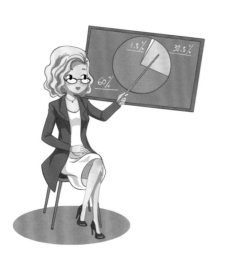

腭扁桃体是成对存在的。

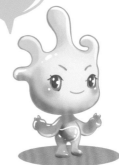

扁桃体淋巴组织中的 B 细胞占淋巴细胞总数的 60%，T 细胞占 38.5%，还有少量 K 细胞和 NK 细胞。

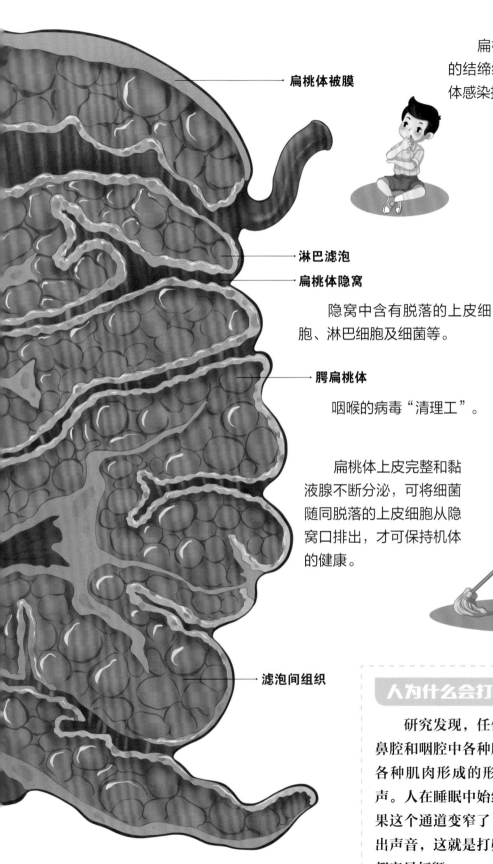

扁桃体被膜

淋巴滤泡

扁桃体隐窝

隐窝中含有脱落的上皮细胞、淋巴细胞及细菌等。

腭扁桃体

咽喉的病毒"清理工"。

扁桃体上皮完整和黏液腺不断分泌，可将细菌随同脱落的上皮细胞从隐窝口排出，才可保持机体的健康。

滤泡间组织

扁桃体的被膜是一层致密的结缔组织，它起到阻止扁桃体感染扩散的屏障作用。

按照位置划分，扁桃体可分为腭扁桃体、咽扁桃体和舌扁桃体三种。

人为什么会打鼾呢

研究发现，任何发音都需要通过口腔、鼻腔和咽腔中各种肌肉的活动，当气流通过各种肌肉形成的形状各异的腔隙时才会出声。人在睡眠中始终留出一个大的通道，如果这个通道变窄了，那么气流通过时就会发出声音，这就是打鼾。肥胖、嗓子发炎的人都容易打鼾。

胸腺

青春期的哥哥，每天都有用不完的精力，他感觉自己正处在身体生长的黄金期。可惜，哥哥并不知道，在他处在青春生长期时，有一个器官正在慢慢退化，这个器官就是胸腺。

胸腺位于胸骨后面，紧靠心脏，分左、右两叶，由淋巴组织构成。

胸腺是人体的免疫器官，能储存、分泌免疫细胞和免疫分子等。

没想到，小小的胸腺却十分重要！

青春期后胸腺随着年龄的增长开始逐渐萎缩退化，到老年期它大部分转为脂肪组织。

胸腺由不对称的左、右两叶构成，形状为短粗肥厚或长扁条多种。

胸腺——被忽视的器官

胸腺的生长规律与其他器官不同，胸腺在胎儿期和周岁前都会迅速生长。直到1岁以后，生长速度远远慢于其他脏器。青春期后，胸腺开始慢慢缩小。人们曾以为胸腺是退化的无用器官。事实上，胸腺非常重要，它主宰着人体的免疫功能，抑制人体的衰老进程。

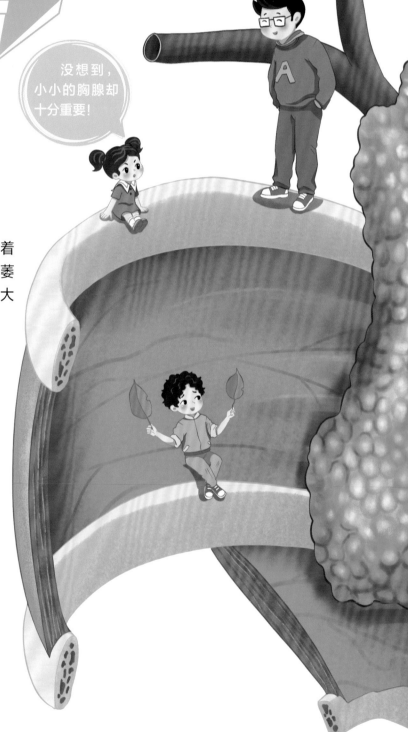

气管

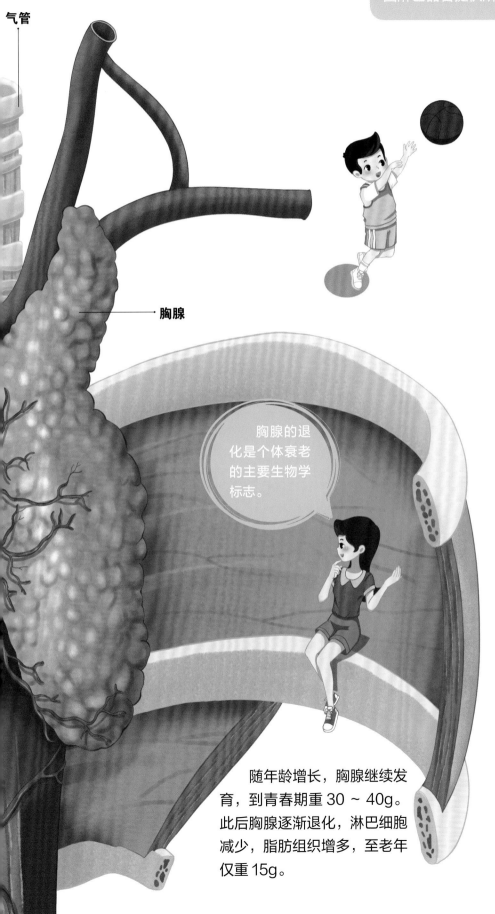

由于人体淋巴器官的发育和机体免疫力都必须有 T 淋巴细胞，所以胸腺能为周围淋巴器官提供所必需的 T 淋巴细胞。

胸腺

胸腺的退化是个体衰老的主要生物学标志。

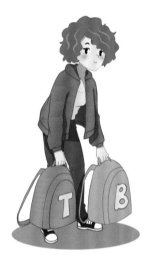

胸腺不仅是 T 淋巴细胞分化的场所，也有 B 淋巴细胞存在。

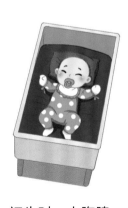

随年龄增长，胸腺继续发育，到青春期重 30 ~ 40g。此后胸腺逐渐退化，淋巴细胞减少，脂肪组织增多，至老年仅重 15g。

初生时，人胸腺重 10 ~ 15g，是一生中重量相对最大的时期。

脾

哥哥、妹妹今天跟爸爸一起看健康养生电视栏目，里面说到了脾是人体最大的免疫器官，对人体免疫有着至关重要的作用。妹妹很是好奇，"脾"长什么样子？它有怎样的特点？于是爸爸带我们来到妹妹的脾，了解脾的特点。

脾动脉

脾静脉

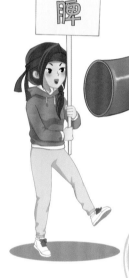

脾脏是我们人体最大的免疫器官。

脾对人体的免疫作用很关键，我们要爱护脾脏。

脾脏有巴掌那么大，重量约为 200 克，呈暗红色。

脾脏内部可以分为红髓、白髓和边缘区三部分。

人体血库——脾

脾被称为"人体血库"，也是人体最大的免疫器官。而脾的造血功能主要存在于胎儿期，当胎儿出生后人体便会停止造血。出生之后脾脏在人体中主要是贮存和供给血液，当人体休息、安静时，脾脏贮存血液，当人体处于运动、失血、缺氧等应激状态时，它又将血液排送到血循环中，以增加血容量。

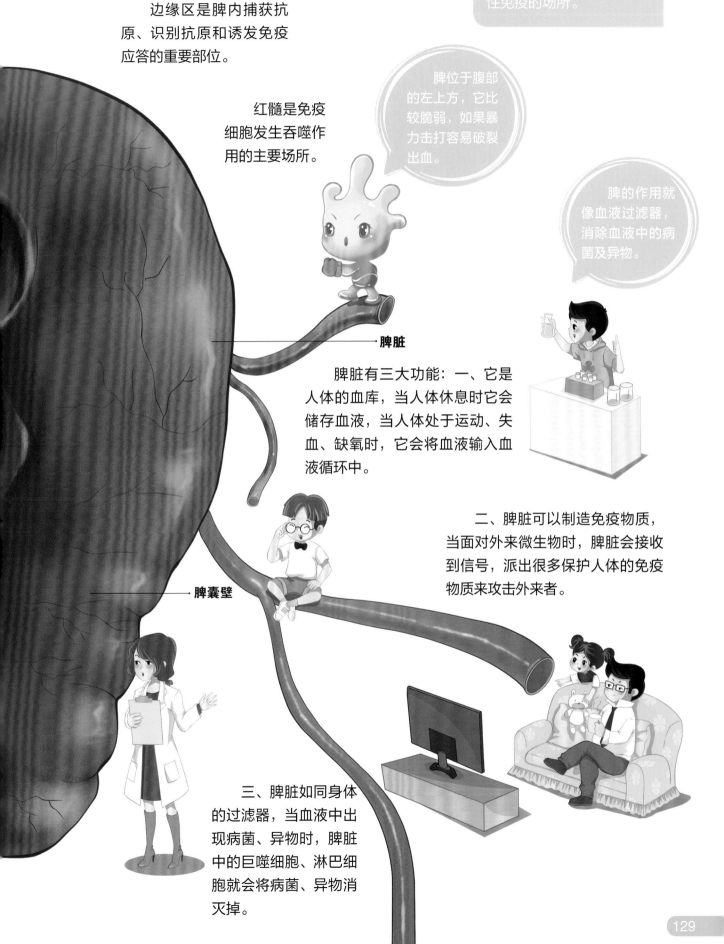

边缘区是脾内捕获抗原、识别抗原和诱发免疫应答的重要部位。

白髓是机体发生特异性免疫的场所。

红髓是免疫细胞发生吞噬作用的主要场所。

脾位于腹部的左上方，它比较脆弱，如果暴力击打容易破裂出血。

脾的作用就像血液过滤器，消除血液中的病菌及异物。

脾脏

脾囊壁

脾脏有三大功能：一、它是人体的血库，当人体休息时它会储存血液，当人体处于运动、失血、缺氧时，它会将血液输入血液循环中。

二、脾脏可以制造免疫物质，当面对外来微生物时，脾脏会接收到信号，派出很多保护人体的免疫物质来攻击外来者。

三、脾脏如同身体的过滤器，当血液中出现病菌、异物时，脾脏中的巨噬细胞、淋巴细胞就会将病菌、异物消灭掉。

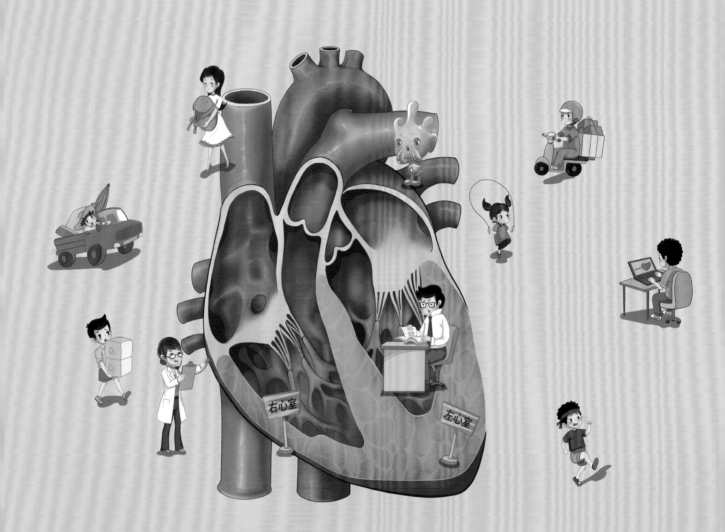

我们的心血管系统

心脏

妈妈今天看起来有点心慌，所以我们来到了妈妈的心脏，它好像一个"泵"，发出"砰砰"的声音。心脏不停地将血液输送到全身，氧气也随之到达每一处细胞。

妈妈的心脏重量和一个大土豆差不多。

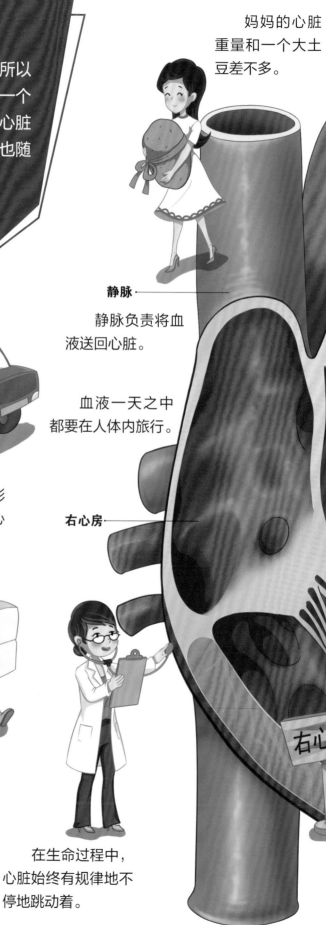

静脉
静脉负责将血液送回心脏。

血液是在心脏和血管腔内循环流动的一种组织，主要由血浆、血细胞组成。

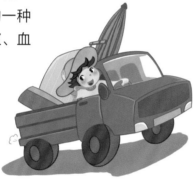

血液一天之中都要在人体内旅行。

右心房

心脏是一个中空的肌性纤维性器官，形似倒置的、前后稍扁的圆锥体，周围裹以心包，斜位于胸腔的中纵隔内。

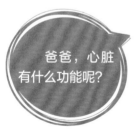

爸爸，心脏有什么功能呢？

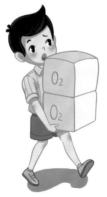

右心室

为什么会流血

血液在全身循环时所经历的管子叫作血管。如果你不小心划伤了自己，血液就会从伤口中流出来。还好，身体内含有能够造血的细胞，会不断为身体补充血液。

在生命过程中，心脏始终有规律地不停地跳动着。

主动脉

动脉是运送血液离心的管道。

心脏被心间隔分为左、右两半心，左、右半心各分为左、右心房和左、右心室四个腔，同侧心房和心室借房室口相通。

心房接受静脉血，而心室是发出动脉血。

心脏的血液供应来自左、右冠状动脉；回流的静脉血，绝大部分经冠状窦汇入右心房，一部分直接流入右心房；极少部分流入左心房和左、右心室。

心房和心室有何作用呢？

血液在心脏中是单方向流动的，会经过心房流向心室，再由心室射入动脉。

左心房

心脏的主要功能是为血液流动提供动力，向器官、组织提供充足的血流量，以供应氧和各种营养物质，并带走代谢的终产物，使细胞维持正常的代谢和功能。

长期熬夜加班会增加冠心病发作的概率。

心脏：人体的"发动机"。

左心室

安静时，心脏收缩和舒张为 60 ~ 80 次，而运动时可加快到 100 次以上。

血液循环

活水指的是有水源而长流不断的水，死水指的是固定在一个地方，不流动、不循环的水。从定义上来看，血液不属于死水，因为它每天都会在人体内流动循环很多次。但是血液是否属于活水呢？爸爸觉得血液是活水，但是妈妈却持有不一样的看法，两人相争不分上下。我们决定带着水萌萌前往爸爸的动脉，了解血液的流动性。

血液在我们的身体里流动，所以皮肤的颜色呈现浅粉色调。

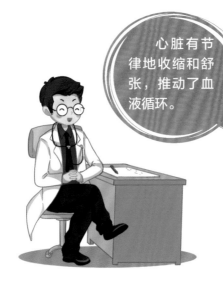

通向右肺的血管

血液通过动脉和静脉构成的血管环路流遍我们的全身，动脉将乏氧血带回肺部，在那里接受新鲜的氧气。然后富氧血通过静脉流回心脏，动脉再将血液带到我们的全身。

心脏有节律地收缩和舒张，推动了血液循环。

右心房

右心室

供应肝脏的血管

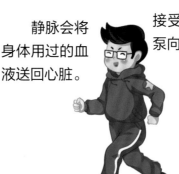

静脉会将身体用过的血液送回心脏。

心脏的右侧接受乏氧血，并泵向肺部。

静脉

血液是死水吗

心血管系统是一个封闭的管道系统，由心脏和血管所组成。心脏是动力器官，血管是运输血液的管道，血液在里面循环。这并不代表血液是"一潭死水"，血液由血细胞和血浆组成，血细胞都有寿命，不断更新。血浆中大部分成分可以自由出入毛细血管，在毛细血管与组织液中进行物质交换。

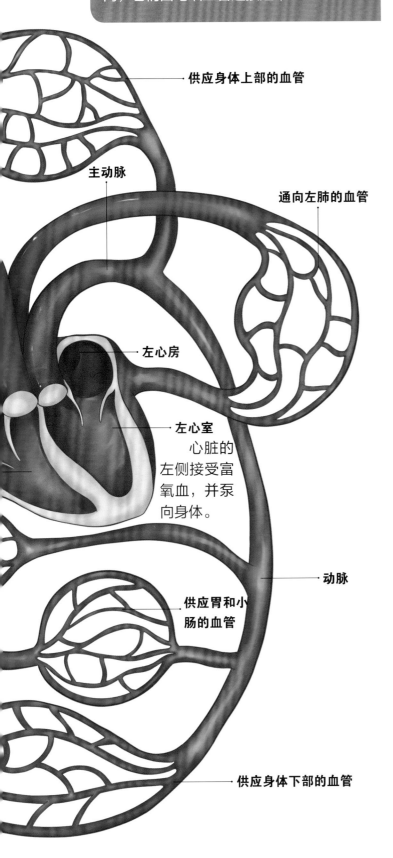

动脉和静脉在我们的身体里交织成网，它们由毛细血管连接起来。

供应身体上部的血管

主动脉

通向左肺的血管

左心房

左心室
心脏的左侧接受富氧血，并泵向身体。

动脉

供应胃和小肠的血管

供应身体下部的血管

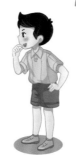

血管内，其实每时每刻都会更新。

动脉可分为大动脉、中动脉、小动脉和微动脉4种类型。

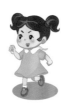

心脏是一个由肌肉组成的泵，把血液泵送到你的肺部和全身。

动脉负责将富氧血和养料由心脏运送到身体各处。

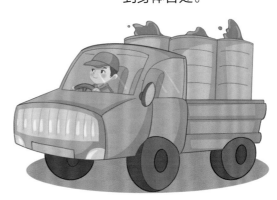

毛细血管

妹妹最近在幼儿园表现得很好，妈妈和爸爸都夸奖妹妹。妹妹听到大家的夸奖，害羞得脸蛋红彤彤的。这时哥哥好奇地问妈妈："妈妈，妹妹为什么会脸红呢？"妈妈说："脸红是一种正常的生理现象，当人们羞涩、紧张、兴奋时，都会反射性引起交感神经兴奋，身体内激素分泌增加，然后造成心跳加快、毛细血管扩张，继而脸红。"

机体产生的废物通过毛细血管网进入静脉血管，通过肺和肾脏将废物排出。

而动脉血管带来的营养物质通过毛细血管网分布于全身各器官组织。

脸红是因为脸部的毛细血管扩张。

用肉眼根本看不到毛细血管。

毛细血管是身体里分布最广的血管，它的管径最细，为 6 ~ 9 μm。

毛细血管也是新旧物质的交换场所，被称为微循环。

微动脉

毛细血管网

女性怀孕期间，循环血量会增加，可能会增加毛细血管的张力，更容易发生毛细血管扩张。

遍布全身的毛细血管

毛细血管是分布最广的血管，它几乎遍布全身。毛细血管连接微动脉和微静脉，主要的功能是利于血液与周围组织进行物质交换。各器官和组织内毛细血管网的疏密程度差别很大，在代谢旺盛的组织中，毛细血管网很密；在代谢较弱的组织中，毛细血管网较稀疏。

在组织和器官中，一条或几条动脉和静脉及其间的毛细血管组成微循环的基本单位。

毛细血管分布在全身各处的组织里，相互交织形成一个庞大的网络。

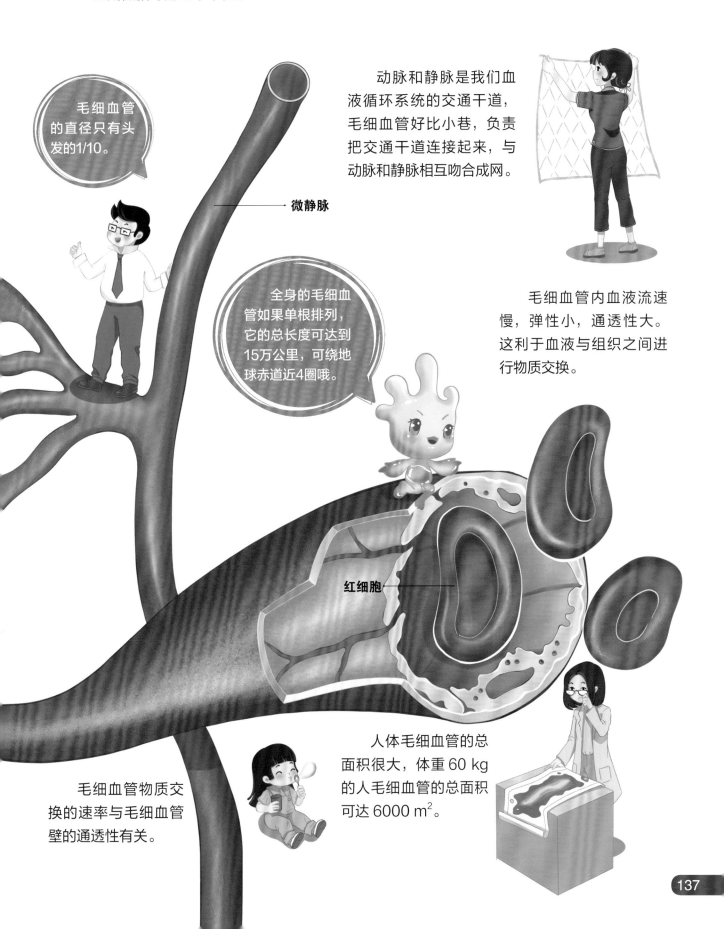

毛细血管的直径只有头发的1/10。

动脉和静脉是我们血液循环系统的交通干道，毛细血管好比小巷，负责把交通干道连接起来，与动脉和静脉相互吻合成网。

微静脉

全身的毛细血管如果单根排列，它的总长度可达到15万公里，可绕地球赤道近4圈哦。

毛细血管内血液流速慢，弹性小，通透性大。这利于血液与组织之间进行物质交换。

红细胞

毛细血管物质交换的速率与毛细血管壁的通透性有关。

人体毛细血管的总面积很大，体重60 kg的人毛细血管的总面积可达6000 m^2。

静脉

爸爸每次运动时，手臂上都会出现清晰的青色血管。对此妹妹一直感到很好奇，我们手臂上的"青色血管"是什么东西呢？其实，青色血管的学名是"静脉"，让我们一起来了解静脉的知识吧！

静脉可根据静脉管径分为小静脉、中静脉、大静脉和不典型静脉四种。

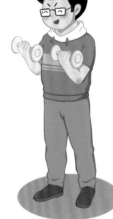

肤色白皙的人手上都能清晰地看到血管呈现出青色的样子，而我们把这种青色的血管就叫作静脉血管。

运动后，手臂上的静脉血管明显，是代表血管功能良好的表现。

静脉：收集回流血液入心脏的血管，常同动脉伴行。

"蓝色"的静脉

静脉是收集回流血液入心脏的血管，静脉血富含二氧化碳，因此颜色较深。静脉的颜色在体表看来是青紫色的，因此被称为青筋。当人们剧烈运动、情绪激动时，静脉血管中的血液会加快流动，于是静脉在体表上会表现得很明显。

静脉在全身分布范围广泛，会从小静脉汇合成中静脉，然后汇合成大静脉干。

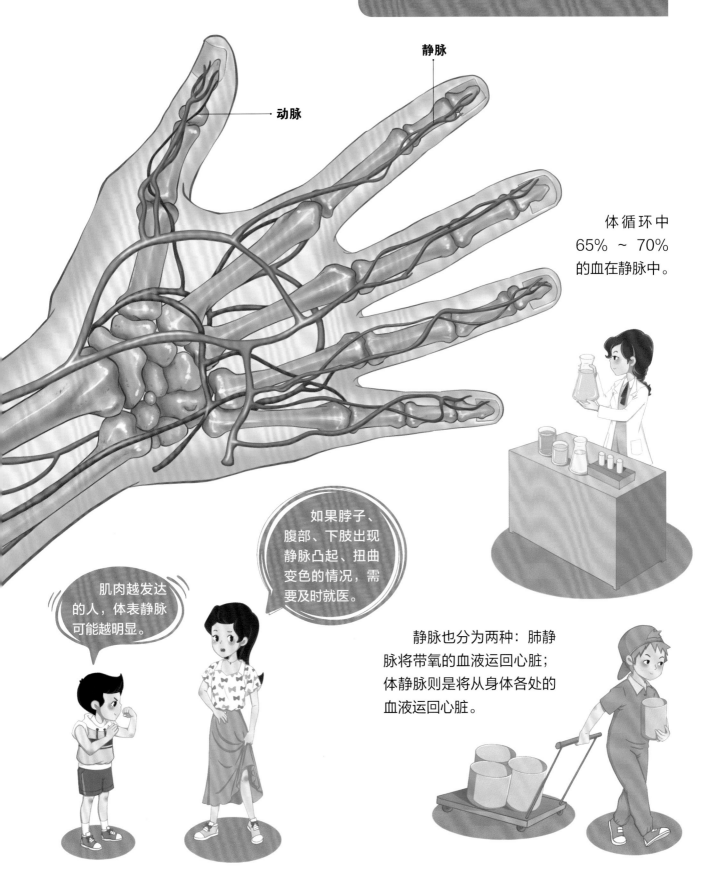

静脉的数量比动脉多，管径较粗，血容量大。而静脉管壁比动脉薄而柔弱，弹性更小。

静脉

动脉

体循环中65% ～ 70%的血在静脉中。

如果脖子、腹部、下肢出现静脉凸起、扭曲变色的情况，需要及时就医。

肌肉越发达的人，体表静脉可能越明显。

静脉也分为两种：肺静脉将带氧的血液运回心脏；体静脉则是将从身体各处的血液运回心脏。

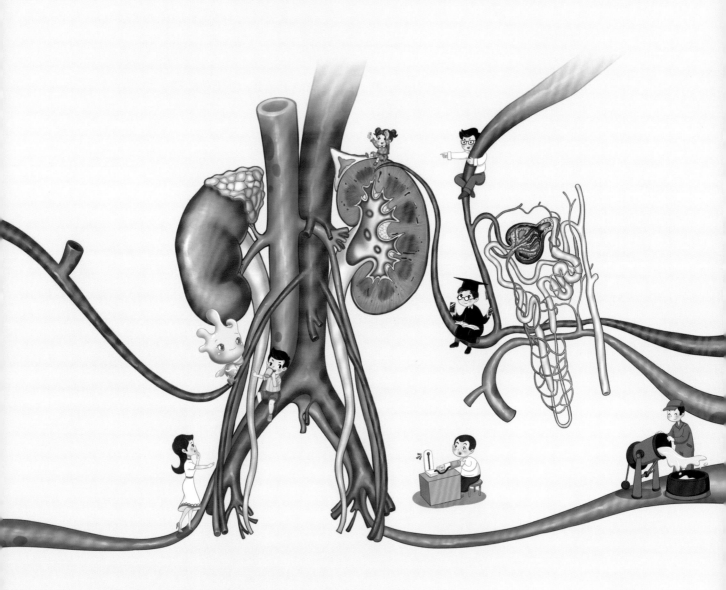

我们的泌尿与生殖系统

肾脏

水是人类生命的源泉，喝进去的水会在人体内有怎样的旅程呢？抱着这个疑问，我们和水萌萌一起，进入妈妈的肾脏。

肾脏

肾脏是人体最重要的"净化厂"，它将帮助人体排出废物。

人体内都拥有两个肾脏，位于脊柱左右两侧，它主要的功能是为人体过滤血液，排出毒素。

独肾者也能生存

健康人拥有"两个血液净化工厂"，由两个肾共同承担减轻压力。但是，如果切除一个肾，留存肾为了维持人体内环境的稳定，就会增加滤过量来代替丢失肾的工作，留存肾需要变"强大"，更"勤奋"，才能弥补一个肾的损失。

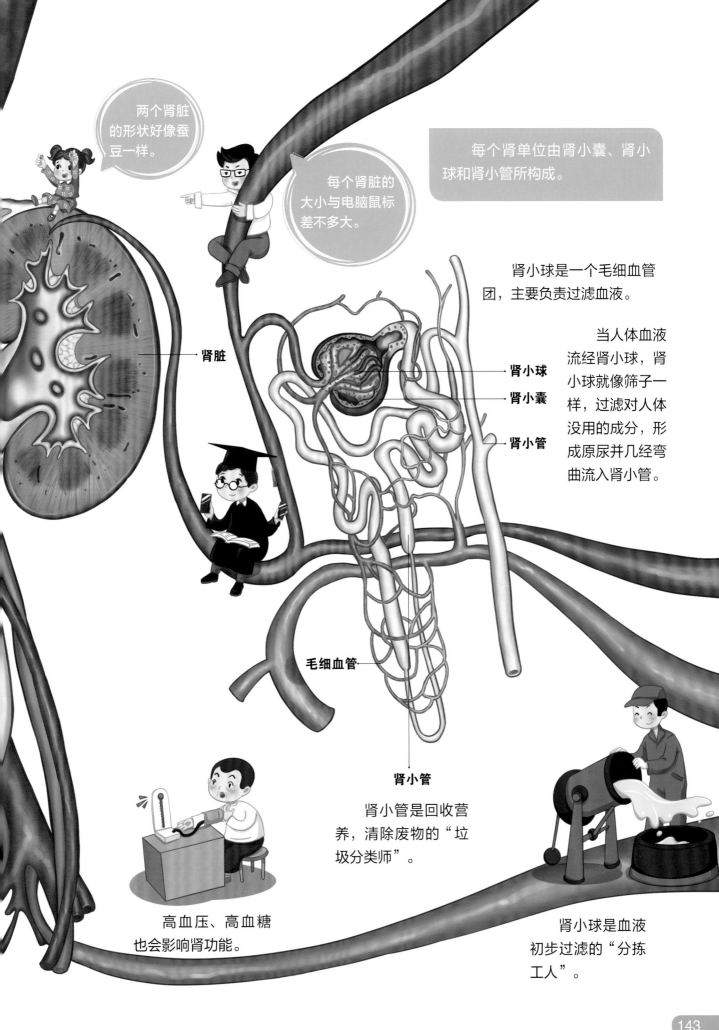

两个肾脏的形状好像蚕豆一样。

每个肾脏的大小与电脑鼠标差不多大。

每个肾单位由肾小囊、肾小球和肾小管所构成。

肾小球是一个毛细血管团，主要负责过滤血液。

当人体血液流经肾小球，肾小球就像筛子一样，过滤对人体没用的成分，形成原尿并几经弯曲流入肾小管。

肾脏

肾小球

肾小囊

肾小管

毛细血管

肾小管

肾小管是回收营养，清除废物的"垃圾分类师"。

高血压、高血糖也会影响肾功能。

肾小球是血液初步过滤的"分拣工人"。

膀胱

膀胱是身体的储尿器官，也是泌尿系统中非常重要的一环。膀胱主要有两个功能：第一个是储存尿液；第二个是排泄尿液。妹妹总想知道膀胱的最大储存量是多少，如果憋尿会对身体有什么影响呢？为了帮妹妹解答疑惑，我们来到了妹妹的膀胱。

为什么膀胱的内壁上有这么多褶皱呢？

膀胱是储存尿液的肌性囊状器官。

膀胱受内脏神经支配，人在婴幼儿时期不能控制尿意。

膀胱的形状、大小、位置和内壁厚度都随着尿液的储存程度而不同。

尿液中的废物可能会凝聚成结晶，尿液结晶汇聚在膀胱后形成结石。

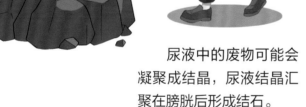

憋尿为什么膀胱会疼痛？

膀胱内的尿液过度充盈，憋尿过久出现膀胱疼痛，属于正常的身体反应，憋尿时膀胱内的压力过大，支配膀胱的一些感觉神经就会受到刺激，导致膀胱黏膜轻度受损从而引起疼痛，要养成按时排尿的习惯，以免引起膀胱炎等疾病。

膀胱存储尿液超过 500mL 时，膀胱壁的张力过大会让人产生疼痛感。

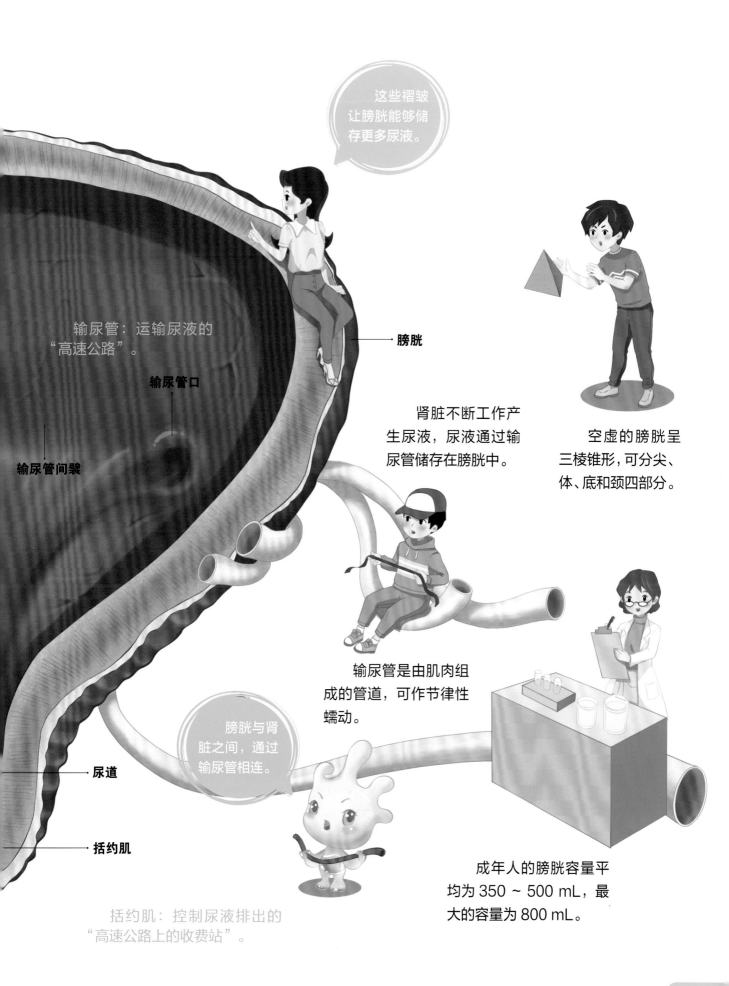

这些褶皱让膀胱能够储存更多尿液。

输尿管：运输尿液的"高速公路"。

输尿管口

输尿管间襞

膀胱

肾脏不断工作产生尿液，尿液通过输尿管储存在膀胱中。

空虚的膀胱呈三棱锥形，可分尖、体、底和颈四部分。

尿道

膀胱与肾脏之间，通过输尿管相连。

输尿管是由肌肉组成的管道，可作节律性蠕动。

括约肌

成年人的膀胱容量平均为 350 ~ 500 mL，最大的容量为 800 mL。

括约肌：控制尿液排出的"高速公路上的收费站"。

尿道括约肌

爸爸喝了太多水，他急急忙忙地前往厕所，准备去小便。为什么人可以控制自己是否进行小便？为了弄懂身体里控制小便的"弦"，我们来到了尿道，揭开"括约肌"的神秘面纱。

尿道是从膀胱通向体外的管道。而男性尿道兼有排尿和排精两项功能。

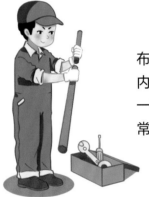

括约肌是分布在人和动物体内某些管腔壁的一种环形肌肉，常特别增厚。

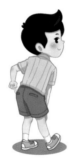

括约肌就是控制小便释放的关键。

括约肌收缩时能关闭管腔，舒张时使管腔开放。

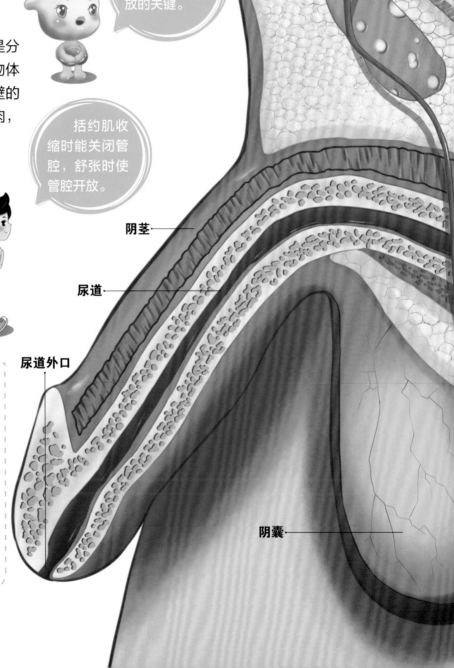

阴茎

尿道

尿道外口

阴囊

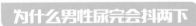

为什么男性尿完会抖两下

男性尿道比女性长得多，临床上将男性尿道分为前、后两部，两者交界的尿道膜部较细。排完尿后，后尿道里会残留一些尿液。在神经反射下，后尿道会不由自主地收缩，使残余尿液排出，身体出现抖动的表现。

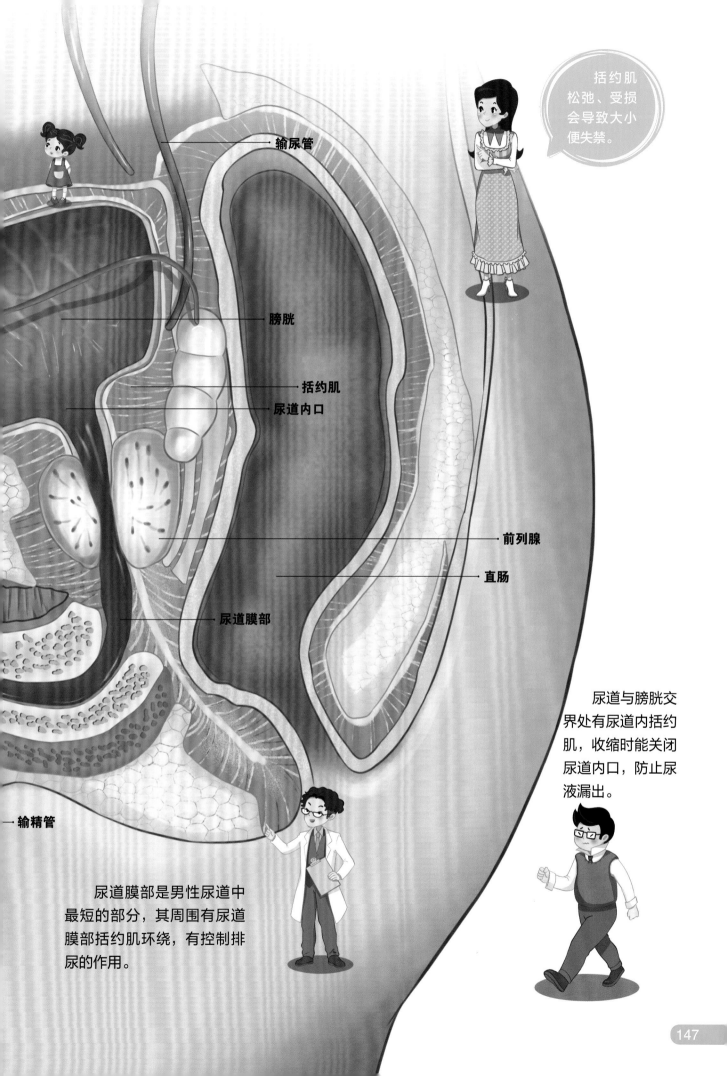

输尿管

膀胱

括约肌

尿道内口

前列腺

直肠

尿道膜部

输精管

括约肌松弛、受损会导致大小便失禁。

尿道与膀胱交界处有尿道内括约肌，收缩时能关闭尿道内口，防止尿液漏出。

尿道膜部是男性尿道中最短的部分，其周围有尿道膜部括约肌环绕，有控制排尿的作用。

前列腺

男女都具有生殖系统，生殖系统的主要功能是繁衍后代，男女生殖系统的器官却大不一样。在男性的生殖器官中，有一种器官最为神奇，它就是前列腺。前列腺是人体少有的具备内外双重分泌功能的器官，它位于膀胱与尿生殖膈之间，形状和大小像稍扁的栗子一样。今天，我们来到爸爸的前列腺，了解前列腺的作用。

前列腺液

前列腺液是精液的重要成分。

前列腺

雄激素可以维持前列腺的生长,结构与功能的完整。

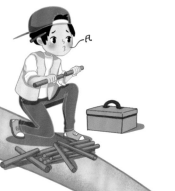

前列腺分为前叶、中叶、后叶和两侧叶。

前列腺表面具有控制男性勃起的神经。

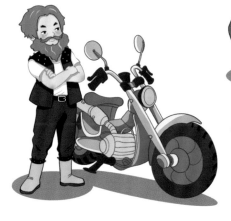

前列腺大小、功能很大程度上依赖于雄激素。

尿道生殖膈

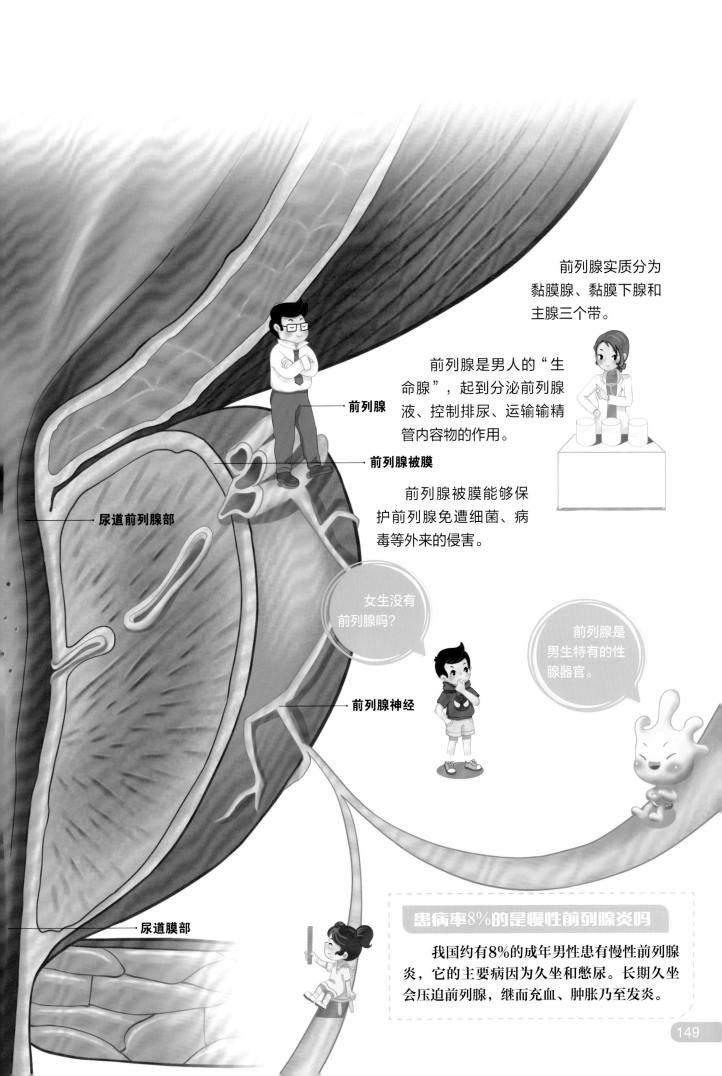

前列腺实质分为黏膜腺、黏膜下腺和主腺三个带。

前列腺是男人的"生命腺"，起到分泌前列腺液、控制排尿、运输输精管内容物的作用。

前列腺被膜能够保护前列腺免遭细菌、病毒等外来的侵害。

女生没有前列腺吗？

前列腺是男生特有的性腺器官。

前列腺

前列腺被膜

尿道前列腺部

前列腺神经

尿道膜部

患病率8%的是慢性前列腺炎吗

我国约有8%的成年男性患有慢性前列腺炎，它的主要病因为久坐和憋尿。长期久坐会压迫前列腺，继而充血、肿胀乃至发炎。

乳腺

妹妹从幼儿园回来后，一直气鼓鼓的。妈妈看到妹妹情绪不佳，便教导妹妹要更豁达一点，不要把气憋在心里……妈妈还说生气、悲伤都是负面情绪，这些负面情绪不仅让我们心情不好，还对我们女性的身体不利，会引起一些乳腺疾病的发生。

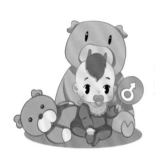

乳腺在一岁半左右逐渐开始退变。

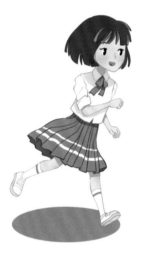

女性乳腺在青春期增生，月经开始后，乳腺发育接近成熟。

乳腺：皮肤的附属腺，属于生殖系统。

妊娠和授乳期中，乳腺的结构和功能有显著变化。

脂肪组织

成年不妊娠时乳腺无分泌活动，称静止期乳腺。妊娠期乳腺增生，授乳期时分泌旺盛，称活动期乳腺。

输乳管

乳头

生气危害身体健康

俗话说"气大伤身"，生气真的会影响到身体健康吗？科学表明，生气不仅会让我们情绪不好，还会对心脑血管、呼吸系统、肌肉、关节及皮肤产生负面影响。网络上甚至有"生气1小时=熬夜6小时"的说法。生气也会有损乳腺健康，间接造成乳腺增生等疾病。

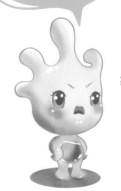

乳腺疾病的发病与负面情绪有关。

结缔组织

胸大肌

肋骨

我们要学会控制情绪。

乳腺有 15 ~ 25 个叶，每个叶是一个独立的腺体。

心平气和才有助于身体健康。

乳腺受神经和激素的作用，有明显的年龄和功能变化。

20 岁前后乳腺已发育到最高限度，40 岁左右开始萎缩，经绝后显著萎缩。

乳腺的功能有赖于复杂的神经和内分泌因素，它的生长和发育是几种激素共同作用的结果。

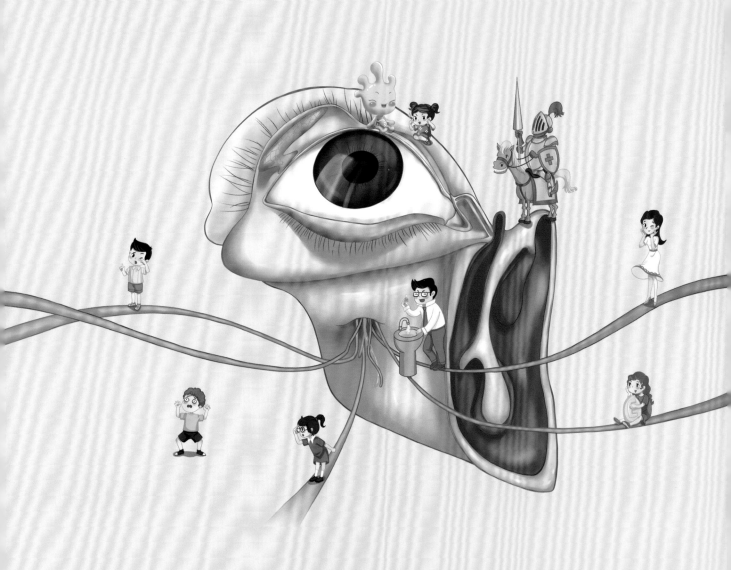

我们的皮肤与毛发

皮肤

妈妈跟她的朋友们去郊外玩了几天，脸被紫外线灼伤了，所以去看医生。医生解释道，皮肤的角质层可防止皮肤水分过度蒸发，还可阻止外界水分渗入皮肤；表皮中的黑色素对紫外线也有较好的屏障作用。你可以定期给皮肤进行修复管理，为皮肤提供足够的水分、营养以及增强其防御功能。

皮肤覆盖全身具有两个方面的屏障作用：一是防止体内水分、电解质等物质的丢失；二是阻止外界有害物质的侵入。

幕后功臣

皮肤的功能很多，皮肤表皮最外层的部分是角质层，由角质细胞组成，一般没有生物活性，但它们组成的保护层保护皮下组织，能够防止皮肤遭受感染、脱水、紫外线、强风、严寒等的侵害；也能防止皮肤在正常摩擦时受到外伤。当角质层由于这些外界因素施予的压力过大而变薄时，肌肤的防御能力就会大大下降，很容易受到伤害。这时候，就要为皮肤补水，补水会促进水和脂类合成，有利于修复角质层，因此，水可以说是皮肤的"幕后功臣"。

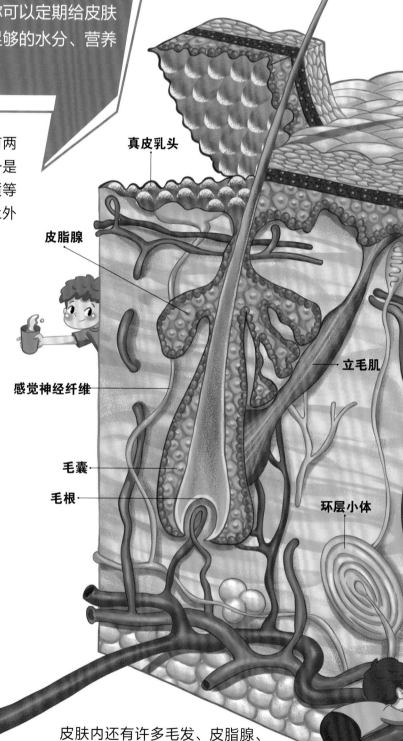

真皮乳头

皮脂腺

感觉神经纤维

立毛肌

毛囊

毛根

环层小体

皮肤内还有许多毛发、皮脂腺、小汗腺、大汗腺、血管、肌肉及神经。皮肤的总重量占身体体重的 16%。

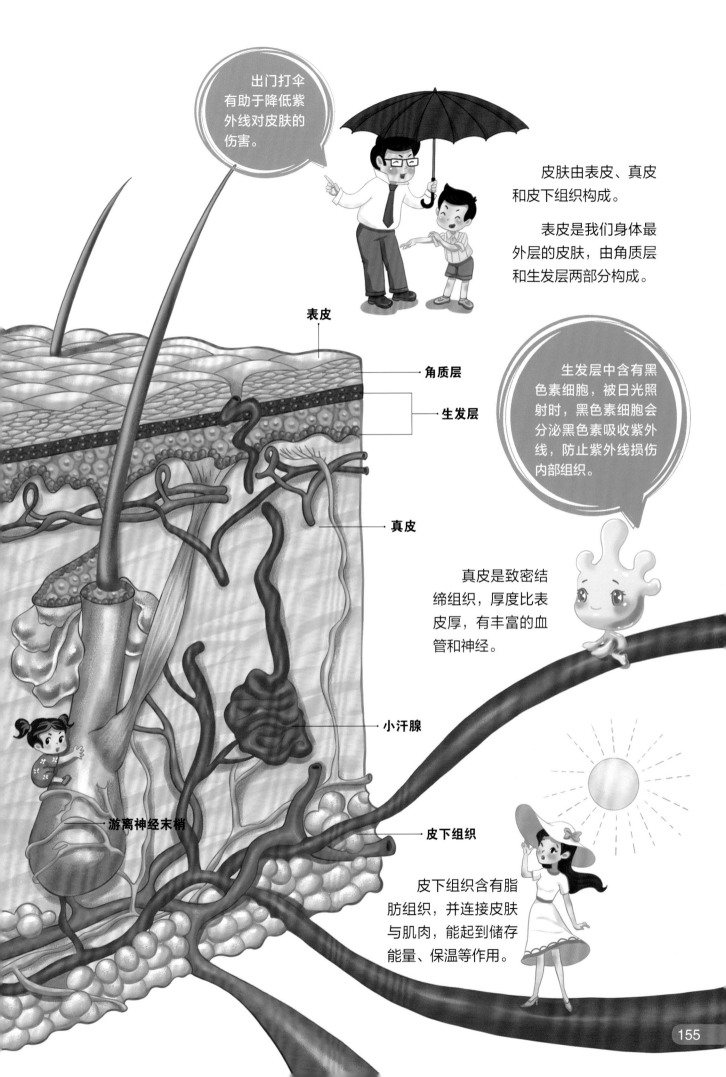

出门打伞有助于降低紫外线对皮肤的伤害。

皮肤由表皮、真皮和皮下组织构成。

表皮是我们身体最外层的皮肤，由角质层和生发层两部分构成。

生发层中含有黑色素细胞，被日光照射时，黑色素细胞会分泌黑色素吸收紫外线，防止紫外线损伤内部组织。

真皮是致密结缔组织，厚度比表皮厚，有丰富的血管和神经。

皮下组织含有脂肪组织，并连接皮肤与肌肉，能起到储存能量、保温等作用。

表皮

角质层

生发层

真皮

小汗腺

游离神经末梢

皮下组织

指纹

哥哥想用爸爸的手机玩游戏，却发现手机应用了指纹解锁功能。哥哥试着用自己的指纹解锁手机，却无法成功，这是为什么呢？指纹是手指上凸起的纹路。每个人都有指纹，但每个指纹都不相同。指纹识别是生物体特征识别技术之一，广泛应用在人类的生产与生活中。指纹打卡、指纹支付、指纹解锁……指纹技术就是这么神奇，今天我们将前往爸爸的身体，进一步了解指纹的奥秘。

古人讲究签字画押按手印，他们靠什么识别指纹呢？

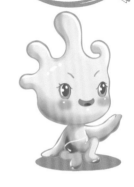

纹线的基本形态有弓形线、箕形线、环形线、螺形线、曲形线、直形线等。

指纹是人类手指末端指腹上由凹凸的皮肤所形成的纹路。它是人类进化过程式中自然形成的。

指纹能使手在接触物件时增加摩擦力，从而更容易发力及抓紧物件。

涡状纹

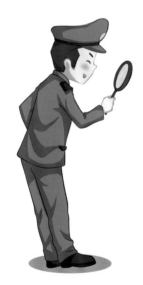

古人将指纹分为螺和箕，他们通过观察来识别。

众所周知，指纹具有"各不相同、终生不变"的特性。所以，指纹已被广泛用于入境检查、搜查罪犯等领域。

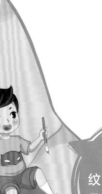

螺是旋涡形指纹，呈螺旋状，箕是流状指纹。

指纹重复率极低，大约150亿分之一，因此被称为"人体身份证"。指纹在胎儿发育到4个月时，就已经初步形成。成长过程中，指纹只会放大增粗，纹样终生不会发生改变。

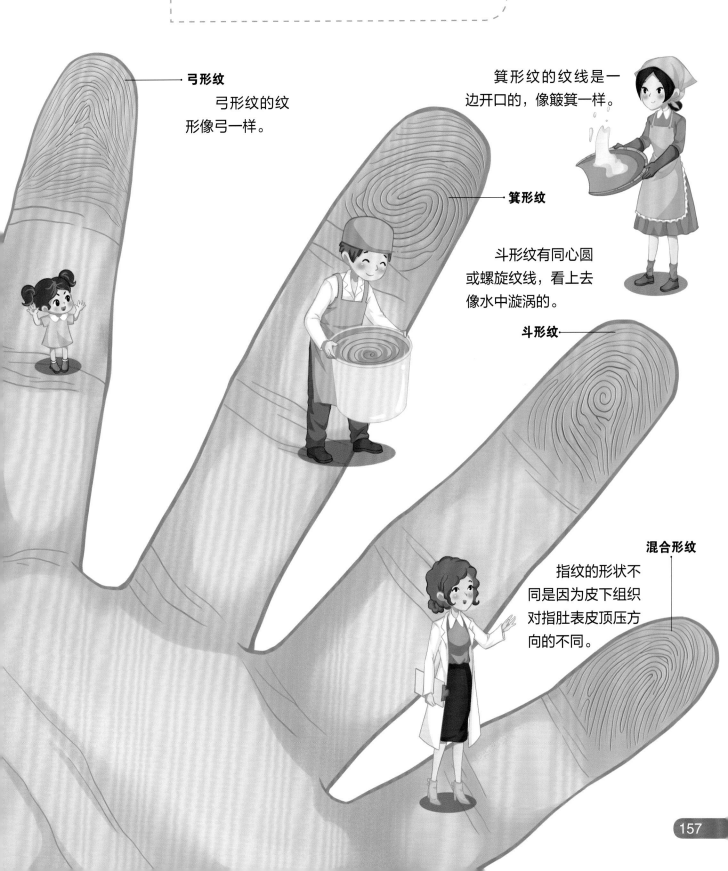

弓形纹

弓形纹的纹形像弓一样。

箕形纹的纹线是一边开口的，像簸箕一样。

箕形纹

斗形纹有同心圆或螺旋纹线，看上去像水中漩涡的。

斗形纹

混合形纹

指纹的形状不同是因为皮下组织对指肚表皮顶压方向的不同。

汗毛

一天晚上，哥哥观察到爸爸腿上的汗毛长长的，而妈妈腿上的汗毛却短短的。而爸爸的头发脱得厉害，而妈妈就没有脱发。哥哥很好奇，汗毛的作用是什么？为什么男性的汗毛比女性更多、更长？头发和汗毛又有什么区别呢？人为什么会脱发？

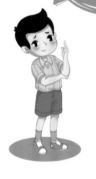

为什么男生的汗毛总比女生的汗毛长呢？

男生分泌的雄性激素要高于女生，所以汗毛就会比女生重。

汗毛是皮肤上的小小温度调控器，它可以在寒冷的时候保温，燥热的时候排出汗液，帮助降温。

皮脂腺

立毛肌

头发是生长在头部的毛发，头发从下向上可分为毛乳头、毛囊、毛根和毛干四个部分。

为什么会"毛骨悚然"

人在恐惧和寒冷的情况下，可能会出现"汗毛立起来"的现象。这是因为当皮肤受到冷刺激或惊吓时，皮肤下面的感觉细胞会立即通知大脑，使人感觉冷，同时也使汗毛下的立毛肌收缩。立毛肌收缩的时候，会拉动毛根，于是汗毛就直立起来。

若毛乳头破坏或萎缩，则毛发不能生长。

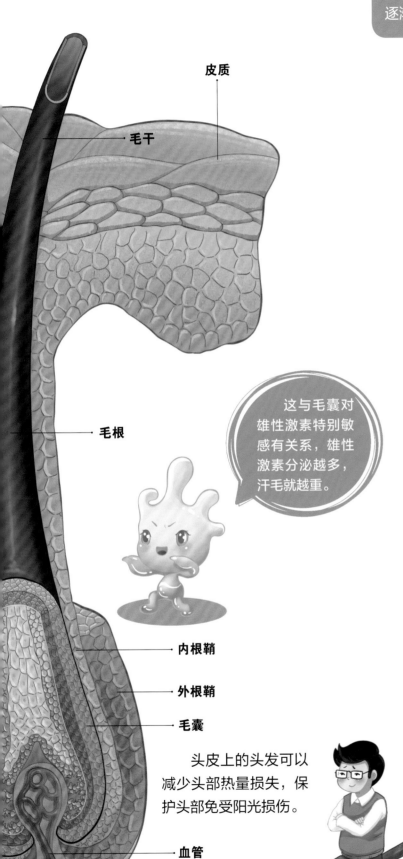

皮质

毛干

毛根

内根鞘

外根鞘

毛囊

头皮上的头发可以减少头部热量损失，保护头部免受阳光损伤。

血管

这与毛囊对雄性激素特别敏感有关系，雄性激素分泌越多，汗毛就越重。

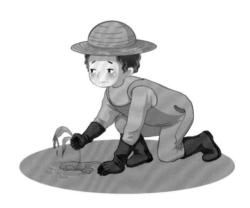

有些女性汗毛较重往往与遗传有关。父母的汗毛较重，那女儿的汗毛就可能重。

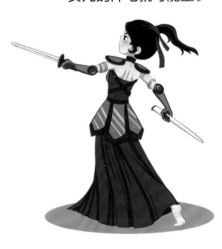

毛发从毛囊中长出，并通过毛囊从身体吸收营养，从而支持毛发的生长发育。

眉毛

这天，妈妈坐在梳妆台前化妆，妈妈用眉笔仔细地涂抹着自己的眉毛，哥哥看见了充满好奇心："爸爸，眉毛到底有什么作用呢？"妹妹抢答道："眉毛的作用就是为了让人变得更漂亮。"爸爸笑了笑回答："眉毛当然也有自己的作用啦！"于是水萌萌带着他们去了解眉毛的作用！

眉毛：眼睛的"护卫保镖"。

眉毛

眉毛位于人体面部眼睛上方处。

眉毛是人体面部的重要组成部分，对眼睛具有保护功能。

眉毛边缘弯曲的形状可以确保水滴沿着脸的两旁和鼻子流过，而不影响眼睛。

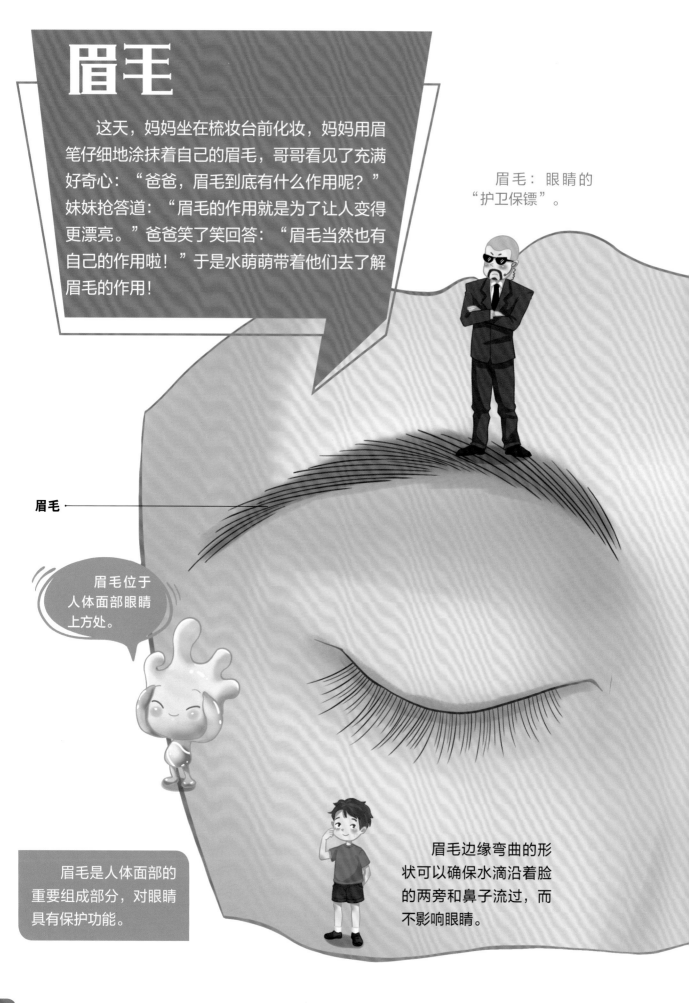

　　眉毛有保护眼睛的功能。眉位于双眼眶部位如同屋檐，借助其较高位置，隆起的特有弯曲度和密生的眉毛，可以防止额部汗水或下落的灰尘进入眼内，对眼睛具有保护功能。

眉毛也有自己的生长周期，会自动脱落和生成。

眉毛的生成和脱落分为生长期、休止期和脱落期三个周期过程。

眉毛也提供了一个更加敏感的感官来感觉在眼睛周围的一些东西，如小昆虫等。

眉毛在情绪表达上也有重要的辅助作用，可加强微笑、惊讶和生气等情绪的表达。

用维生素 E 擦眉毛会让眉毛变长。

眉毛还可以修饰脸型。

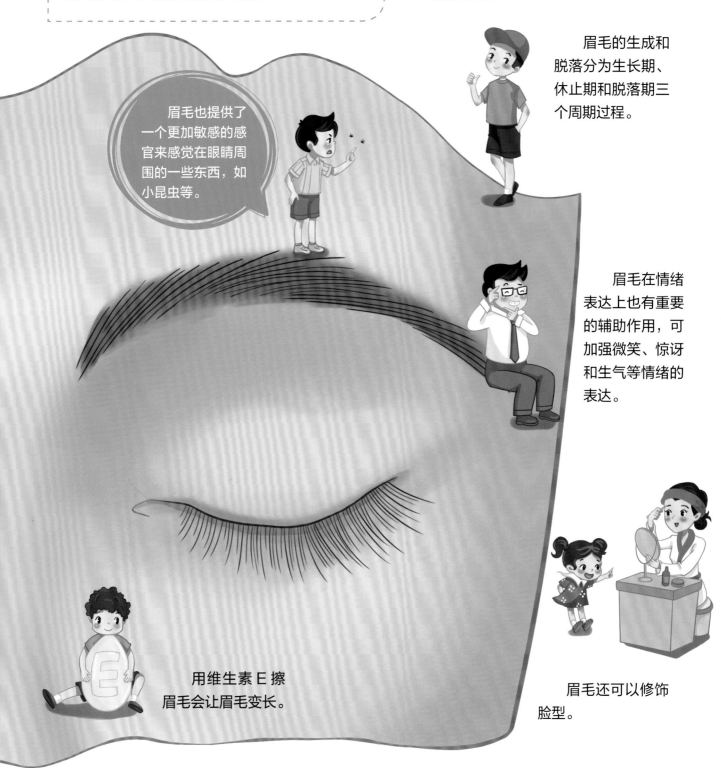

睫毛

妈妈感觉眼睛里进了异物，有酸涩不适感，但她没有用手揉眼睛，因为手上有太多细菌，揉眼睛会导致眼睛更加不适。妹妹担忧地看着妈妈，并想帮助妈妈吹掉眼睛里的异物，哥哥却连忙阻止了妹妹，爸爸决定带着他们和水萌萌一起进入妈妈的眼睛，清除异物。

上睑睫毛多而长，通常有 100 ～ 150 根，长度为 8 ～ 12mm。

上睑睫毛

泪腺

瞳孔

角膜

睫毛也叫眼睫毛，它是生长于眼睑上的整齐排列、呈半弧形的毛发，她可以防止异物进入眼睛，有保护眼球的作用。

如果眼睛掉进了异物，千万不要用手揉，因为这样会伤害到眼角膜！

下睑睫毛

下睑睫毛短而少，通常有 50 ～ 75 根，长度为 6 ～ 8mm。

睫毛毛囊神经

倒睫是睫毛向后生长，以致触及眼球的不正常状况。

如果睫毛经常掉进眼睛里，要警惕这是"倒睫"在作怪！

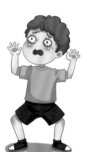

睫毛的作用

如果说眼睛是心灵的窗户，那么睫毛就是心灵的"窗帘"。睫毛生长于睑缘前唇，排列成 2 ～ 3 层，短而弯曲。睫毛对眼睛起到保护作用，它能有效地隔绝灰尘、异物、汗水，还能防止紫外线对眼球的伤害。对于女性而言，浓密的睫毛能让眼睛看上去更大、更迷人，因此女性都爱妆饰睫毛。

倒睫会引发多种眼部疾病，病情严重时会影响视力。

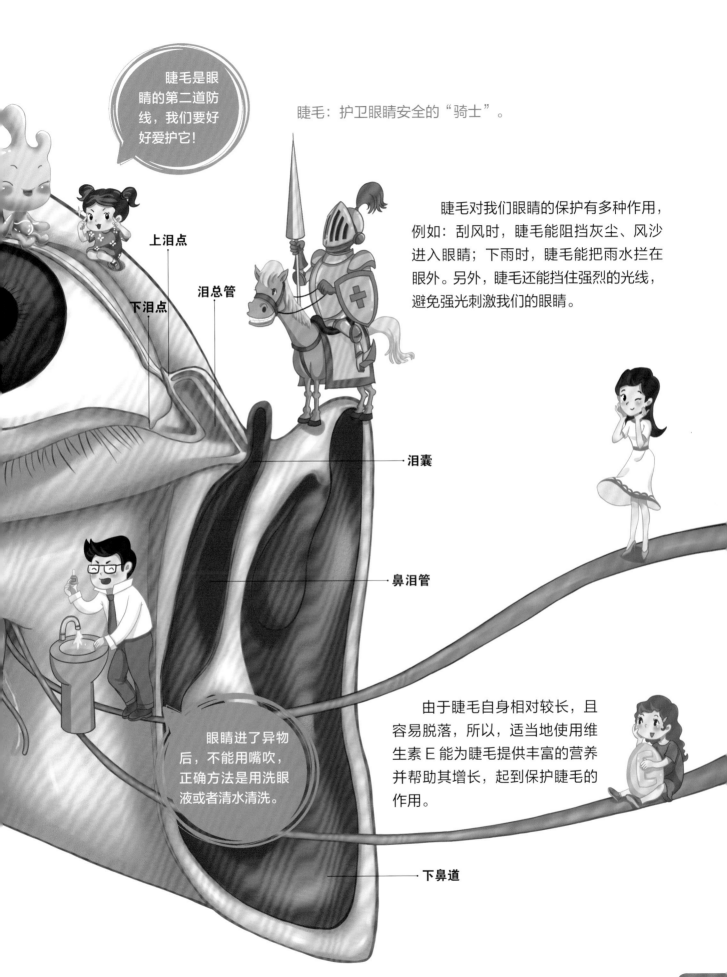

睫毛是眼睛的第二道防线，我们要好好爱护它！

睫毛：护卫眼睛安全的"骑士"。

睫毛对我们眼睛的保护有多种作用，例如：刮风时，睫毛能阻挡灰尘、风沙进入眼睛；下雨时，睫毛能把雨水拦在眼外。另外，睫毛还能挡住强烈的光线，避免强光刺激我们的眼睛。

上泪点

下泪点

泪总管

泪囊

鼻泪管

眼睛进了异物后，不能用嘴吹，正确方法是用洗眼液或者清水清洗。

由于睫毛自身相对较长，且容易脱落，所以，适当地使用维生素 E 能为睫毛提供丰富的营养并帮助其增长，起到保护睫毛的作用。

下鼻道

鼻毛

每时每刻，人们都在通过鼻子来完成呼气、吸气，鼻子是人体重要的嗅觉器官，它的嗅觉细胞接触到空气中的气味分子后，会传导刺激，从而让我们识别出香味、臭味。空气中不只有气味分子，也会存在微小的脏东西，要如何避免将这些脏东西吸入体内呢？今天我们来到爸爸的鼻子里一探究竟吧！

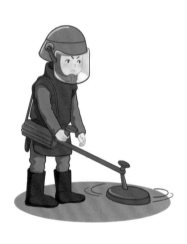

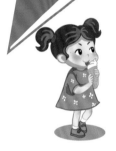

鼻毛可维护嗅神经不受损害，使鼻子能闻出各种气味。

鼻毛是一种特殊的毛发，也是一种触觉的辅助感受器。

鼻毛能过滤空气中的脏东西，让我们呼吸到干净的空气！

不能挖鼻孔是什么原因

医生常说，不要用手挖鼻孔，因为手上有很多致病细菌，可能会造成呼吸道感染。而且挖鼻孔会损伤鼻黏膜，甚至造成鼻前庭炎！鼻前庭指的是鼻腔前下部较为阔大的部分，主要位于鼻翼和鼻尖的内面。过度清洁鼻孔、摩擦、用力擤鼻涕等都可能让鼻前庭的皮肤受伤，导致原本就存在于皮肤上的细菌突破表皮的屏障，进入鼻子深处引发感染。

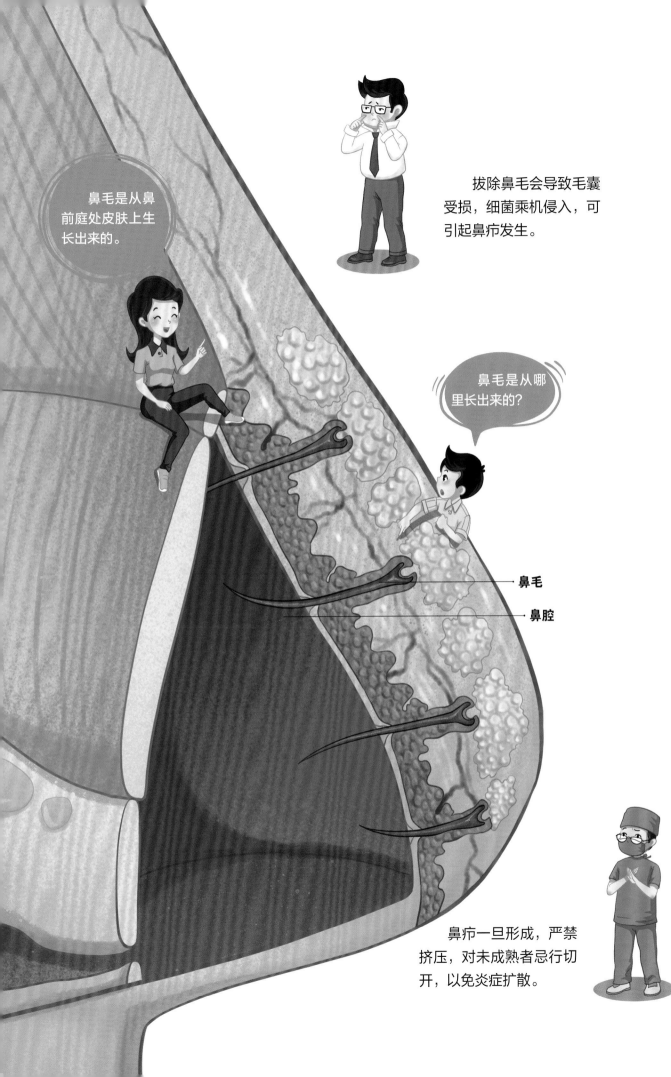

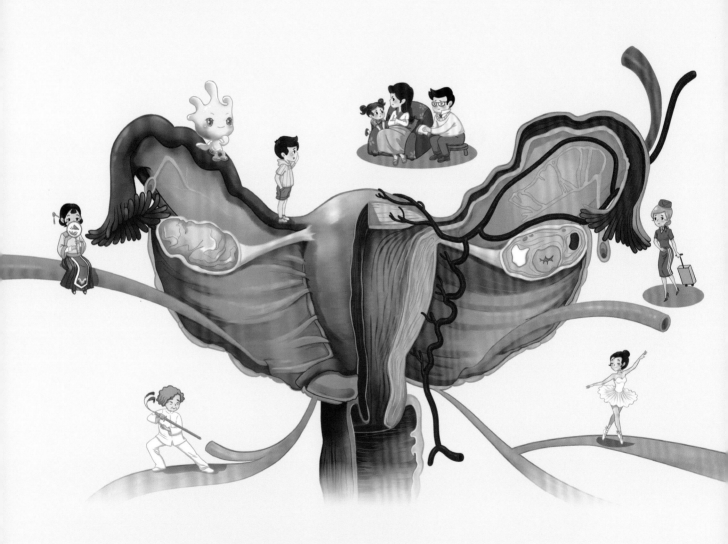

生命的周期

染色体之谜

妹妹看着爸爸和妈妈，突然心生好奇地问："为什么哥哥是男生，而我是女生呢？"爸爸和妈妈对视一眼，不知道该从哪里回答妹妹。最后他们决定从人类基因的载体——染色体开始说起。男女性别由性染色体的不同组合而决定。

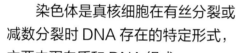

人类染色体可分为常染色体和性染色体两种类型。其中 46 条染色体中有两条很特殊的性染色体，一条叫 X 染色体，一条叫 Y 染色体。

Y 染色体

染色体是真核细胞在有丝分裂或减数分裂时 DNA 存在的特定形式，主要由蛋白质和 DNA 组成。

DNA

染色体携带遗传信息，孩子们常常会遗传许多跟父母相似的特征样貌和性格。

性染色体决定性别

女性的性染色体为XX，男性的性染色体为XY。女性只有X性染色体的卵子；男性有两类精子：一类含有X性染色体的精子，另一类则含有Y性染色体的精子。受精时，如果含X性染色体的精子与卵子结合，则成为XX核型的受精卵，它将来会发育成女性；如果含Y性染色体的精子与含X性染色体的卵子结合，则成为XY核型的受精卵，它将来会发育成男性。人类的性别是在受精时，由性染色体的不同组合而决定的。

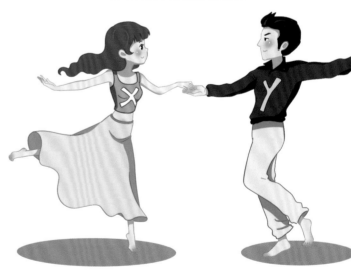

X 染色体和 Y 染色体在人体的性发育中起着决定性作用，它们决定着这个胚胎是发育成男孩还是女孩。

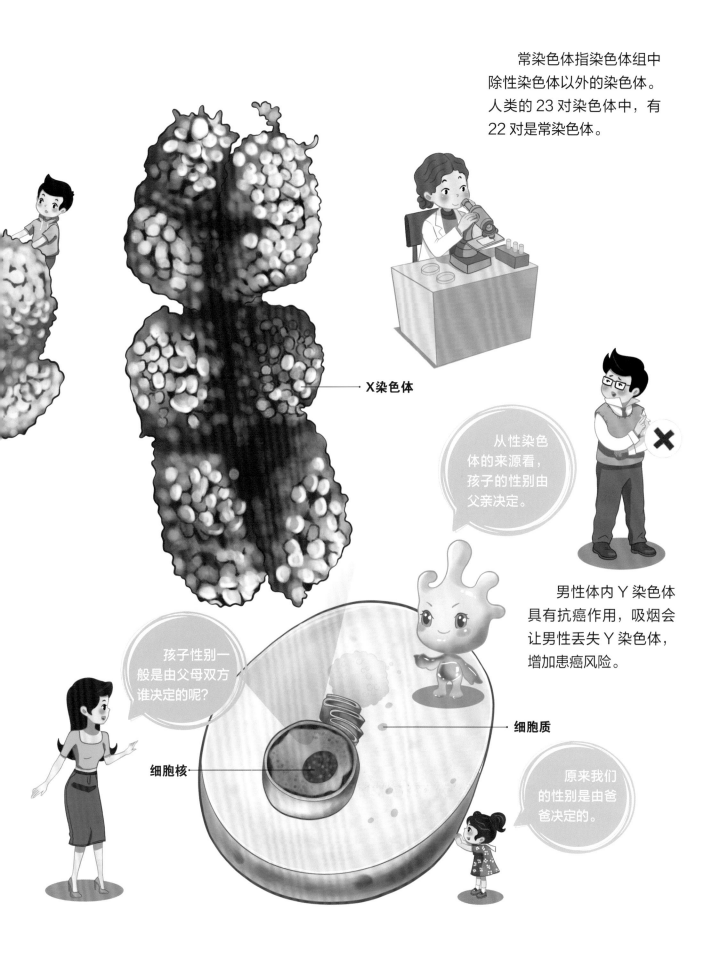

常染色体指染色体组中除性染色体以外的染色体。人类的 23 对染色体中，有 22 对是常染色体。

X染色体

从性染色体的来源看，孩子的性别由父亲决定。

男性体内 Y 染色体具有抗癌作用，吸烟会让男性丢失 Y 染色体，增加患癌风险。

孩子性别一般是由父母双方谁决定的呢？

细胞质

细胞核

原来我们的性别是由爸爸决定的。

我从哪里来

妹妹正在坐着吃早餐，她一边吃一边好奇自己是从哪里来的？哥哥调皮地说："妹妹是从垃圾桶捡来的。"爸爸也开玩笑说："妹妹是充话费送的。"只有妈妈认真地解释："你是爸爸妈妈爱的结晶。爸爸的精子和妈妈的卵子相结合形成受精卵后，这颗受精卵着床在子宫壁里并不断发育，经过10个月成长变为胎儿，然后经过分娩，你就从妈妈的肚子里生出来了。"

爸爸的精子进入妈妈体内后，上亿颗小精子会一拥而上地钻入输卵管内寻找妈妈的卵子。

当上亿颗小精子遇到那颗卵子时，只有最快、最强壮的一颗小精子才能与卵子合二为一，形成受精卵，即我们所说的胚胎。

这根长长的带子是什么呢？

子宫壁 ————

形成初期，受精卵会经过几天的游荡，然后来到妈妈的子宫里，并在柔软的子宫壁上着床，开始了小生命漫长地发育。

小小的胚胎就开始发育，一点点初具人形，等发育到 36 ~ 40 周后，胎儿会被妈妈分娩出体外。

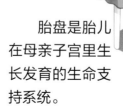

"十月怀胎"正确吗

每当提到怀孕，我们都会想到"十月怀胎"这个成语，事实上孕期并不都是10个月。医生给孕妈做产检时，会告知胎儿预产期。预产期的计算与孕妈怀孕前最后一次月经有关，一般的孕期是40周。预产期与实际生产期存在偏差，有的会提前，有的会延后。

胎盘是胎儿在母亲子宫里生长发育的生命支持系统。

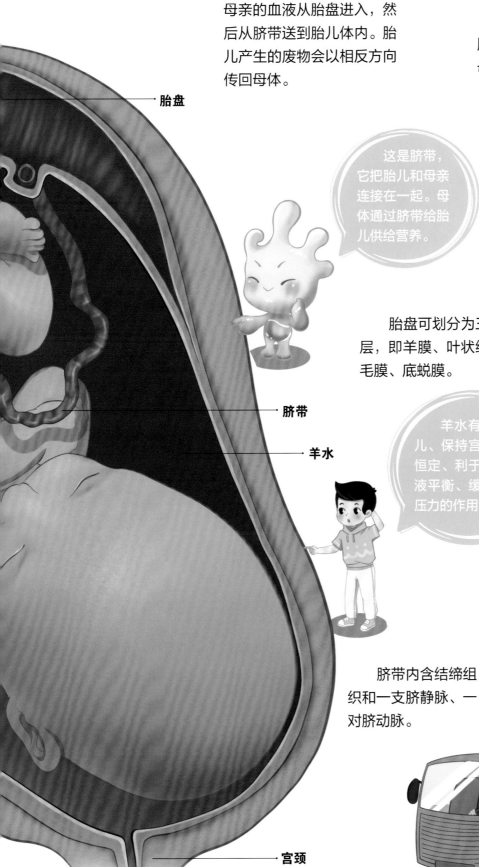

营养物质和氧气会通过母亲的血液从胎盘进入，然后从脐带送到胎儿体内。胎儿产生的废物会以相反方向传回母体。

胎盘

胎儿在子宫中发育，依靠胎盘从母体取得营养，胎儿与母体间保持着相对的独立性。

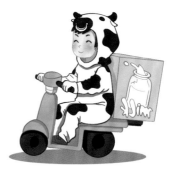

这是脐带，它把胎儿和母亲连接在一起。母体通过脐带给胎儿供给营养。

胎盘可划分为三层，即羊膜、叶状绒毛膜、底蜕膜。

充满于羊膜腔内的液体称为羊水，胎儿就漂浮在羊水中。

脐带

羊水

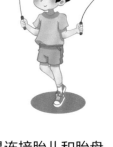

羊水有保护胎儿、保持宫内温度恒定、利于胎儿体液平衡、缓冲外界压力的作用。

脐带是连接胎儿和胎盘之间的管状结构，它的形状如绳索，表面光滑透明。

脐带内含结缔组织和一支脐静脉、一对脐动脉。

脐静脉将氧气和营养物质从胎盘运送给胎儿，脐动脉将胎儿产生的废物运送至胎盘。

宫颈

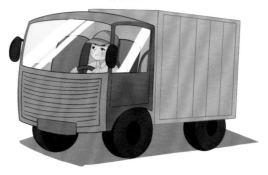

第一次换牙

早饭期间，妹妹用力咬着馒头。"嘎嘣"一声，妹妹感觉自己嘴里一阵细微的疼痛，她把馒头放下，发现馒头上镶嵌着一颗牙齿。妹妹十分惊恐，连忙冲进厕所照镜子，她发现自己的门牙掉了。妹妹大哭，她担心自己的牙齿再也无法长出来。妈妈一直安慰她以后还会长出新的牙齿，妹妹才放下心来。现在我们一起去看看妹妹的牙齿吧。

换牙指的是什么呢？

换牙是指乳牙脱落，恒牙长出的过程。

人体的第一副牙列称为乳牙列，它由 20 颗乳牙构成，上、下颌各 10 颗。

人体的第二副牙列称为恒牙列，它由 32 颗恒牙构成，上、下颌各 16 颗。

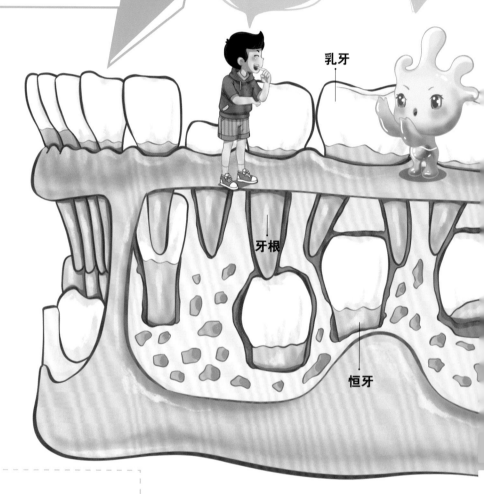

乳牙

牙根

恒牙

脱落的乳牙

乳牙是人萌生的第一组牙，儿童从出生6个月左右开始萌出第一颗乳牙，2岁半左右20颗乳牙萌出完毕。儿童6岁至14岁期间，乳牙会逐渐脱落被恒牙所替代。恒牙是人萌生的第二副牙列，恒牙脱落后将无牙替代。

每颗乳牙下方，都有一颗正在发育的恒牙。恒牙在萌生过程中，直接压迫乳牙根。

乳牙根消失后，乳牙脱落，恒牙逐渐长出。

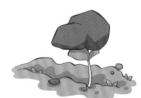

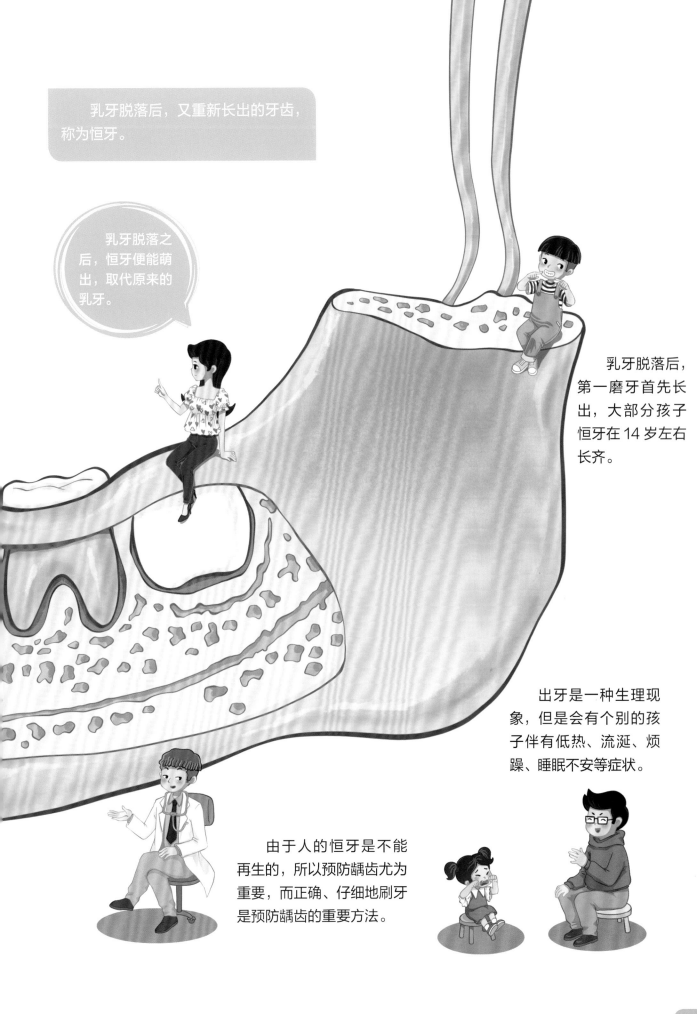

乳牙脱落后，又重新长出的牙齿，称为恒牙。

乳牙脱落之后，恒牙便能萌出，取代原来的乳牙。

乳牙脱落后，第一磨牙首先长出，大部分孩子恒牙在 14 岁左右长齐。

出牙是一种生理现象，但是会有个别的孩子伴有低热、流涎、烦躁、睡眠不安等症状。

由于人的恒牙是不能再生的，所以预防龋齿尤为重要，而正确、仔细地刷牙是预防龋齿的重要方法。

喉结

爸爸说话时，喉咙上有个小小的"突起"，这个"突起"随着爸爸的声调上上下下。对此，哥哥感到很好奇，妈妈说这叫作喉结，是男性的第二性征之一。哥哥更加不解，为什么自己没有呢？妈妈说，这与雄激素有关。男生进入青春期后，在雄激素的作用下，一般都会发生喉结不同程度地向前突出的现象。

喉结是人咽喉部凸起的软骨。

在我们小的时候，男孩和女孩的喉部发育并没有什么区别。

舌骨

喉结突出

喉结突出是男性的第二性征之一，其受到雄激素的影响。

小的时候，男女的声线都差不多，当男性喉结发育后，声线也会变得浑厚而低沉，而女性由于喉结变化不大，声线也就没有什么变化。

气管

在青春期，在雄激素的作用下，男性比女性更早发育喉结，也比女性的喉结更为突起。

甲状软骨组成喉的前壁和两侧壁，由左、右两个四边形软骨板构成。

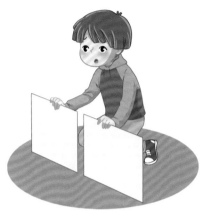

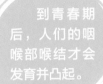

到青春期后，人们的咽喉部喉结才会发育并凸起。

人的喉咙由11块软骨作支架组成，其中最主要、体积最大的一块叫甲状软骨。

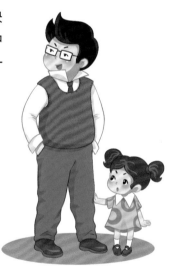

环状软骨是喉软骨中唯一完整的软骨环，对支撑呼吸道有重要作用。

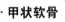
甲状软骨
男女都有的喉部软骨。

环状软骨

女生有喉结吗

人的喉咙由11块软骨作支架组成，其中最主要、体积最大的一块叫甲状软骨。胎儿在2个月时，喉软骨开始发育，直到5～6岁后基本停止生长。进入青春发育期以后，由于雄激素的分泌增多，男性的喉软骨继续发育，这才使男子出现喉结。男女都有喉结，只是男生的喉结更大、更明显。

胡须

进入青春期后，哥哥发现自己脸上逐渐长出胡须。妈妈说，这是男性第二性征发育的表现。青春期后的男性一般都会长胡须。胡须生长的速度非常快，甚至远远超过头发的生长速度。据说，这与雄激素的作用有关……

胡须也叫作胡子，指生长于男性上唇、下巴、面颊、两腮或脖子的毛发。

到了青春期，在雄性激素的作用下，男性一般都会长胡子。

哥哥越来越像大人了。

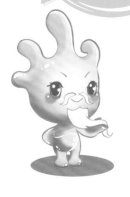

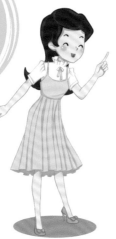

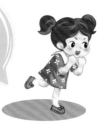

雄激素会刺激毛发增长，也会刺激脱发。

胡须：生长于下半脸部的浓密毛发。

长胡子部位的血管分布要比头发根部多，养分也容易得到，所以，刚刮去胡子，不几天就又长出来了。

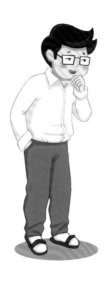

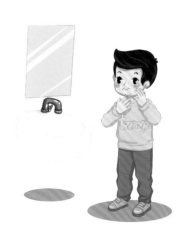

女生长胡子除了遗传因素外，有3种常见的可能。第一种是多囊卵巢综合征，这种疾病会分泌大量雄激素。第二种是肾上腺的某些疾病，如肾上腺的某些糖皮质激素会导致多毛。第三种是要警惕化妆品、日用品和食品中可能包含的激素，它们也会导致多毛。

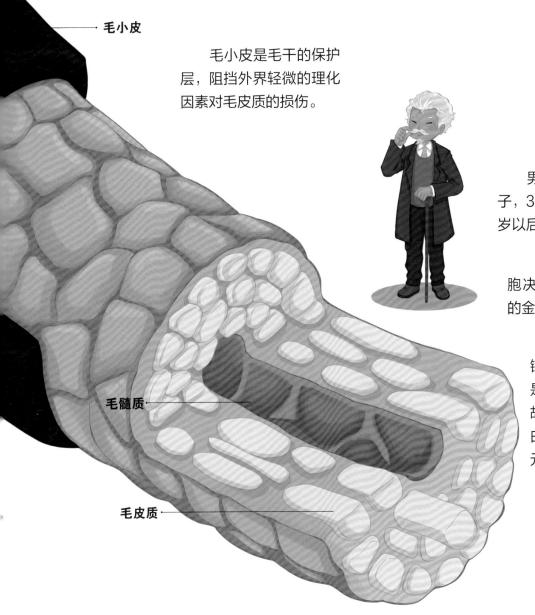

胡须毛发

毛小皮

毛小皮是毛干的保护层，阻挡外界轻微的理化因素对毛皮质的损伤。

男性从十几岁开始长胡子，30岁左右最茂盛，30岁以后会慢慢减少。

胡须的颜色由色素细胞决定，而色素又与所含的金属元素明显有关。

黑色胡须中含有铜、钴、铁，棕色胡须是钛元素造成的，红色胡须是钼在起作用，而白色胡须则是这些金属元素完全缺乏所致。

毛髓质

毛皮质

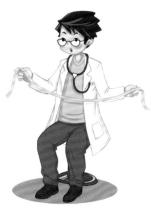

毛髓质位于毛发的中心，胎毛和毳毛没有毛髓质。

身高

学校今天体检，哥哥测了身高和体重。哥哥的身高只有1.64米，哥哥想要再长高一点。为了解决哥哥的身高烦恼，我们来到哥哥的骨骺，听说这是决定身高的关键。我们发现，哥哥的骨骺还在发育。妈妈说，哥哥应该多食用含钙高的食物，否则骨骺停止发育后，就无法增高了。

18岁以前是身高的黄金发育期！

骨骺大部分骨化后，只在与骨干相邻部位留有一层软骨板，即骺软骨。

骨骺是骨在发育过程中，骨两端的软骨中出现的骨化点。

骺软骨

骺软骨分裂增殖、骨化，使骨不断加长。

如果骨骺线闭合，将无法增高！

黄骨髓

全身各骨的骺软骨依一定的年龄次序停止增殖而骨化，骺软骨随之逐渐消失，从此长骨不再增长，不规则骨或扁骨不再扩大。

闭合的骨骺线

骨骺线指的是骨骺与干骺端之间的软骨，它随着年龄的增长而逐渐变短，当骨骺与干骺端的软骨完全骨化后，就形成一条紧密的缝，此时骨骺线完全闭合，骨骼停止生长。男生的骨骺线会比女生晚一些闭合，但最晚不会超过23岁。

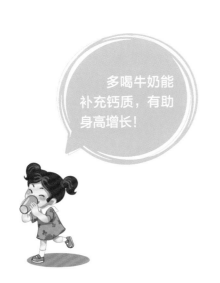

多喝牛奶能补充钙质，有助身高增长！

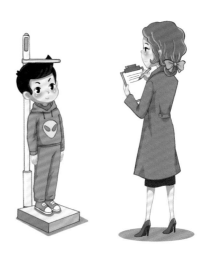

我们在青春期发育后，骨骺线闭合后，就不会再长高了，因为长骨不再长了，腿、胳膊就不再变长。

性早熟的孩子因为发育提前，骨骺线也会提前闭合。

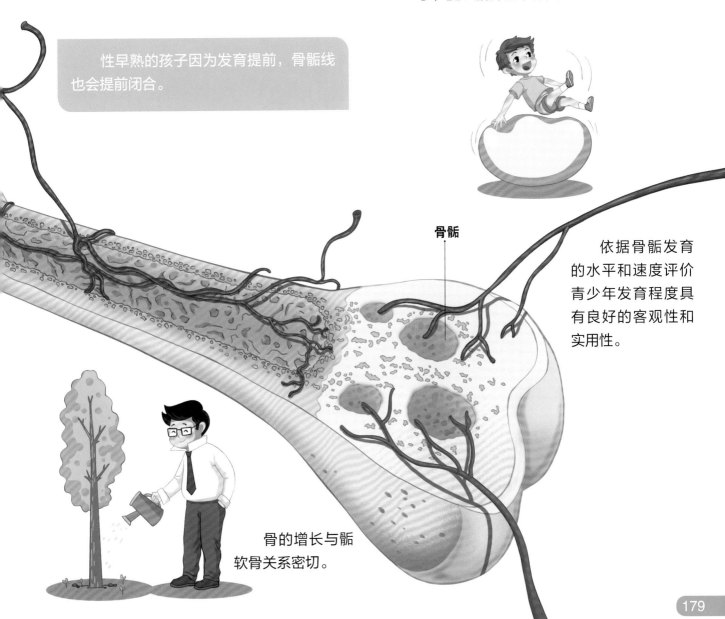

骨骺

依据骨骺发育的水平和速度评价青少年发育程度具有良好的客观性和实用性。

骨的增长与骺软骨关系密切。

变声期

哥哥最近变得很沉默，因为他每次开口讲话时，声音都显得很奇怪。因此，学校有男生嘲笑他是"公鸭嗓"，哥哥为此很不开心。妈妈开导他，这是正常的生理现象，每个男生都会经历变声期，变声期后男生的声音会变得低沉、浑厚。

声带的固有膜是致密结缔组织，在皱襞的边缘有强韧的弹性纤维和横纹肌，弹性大。

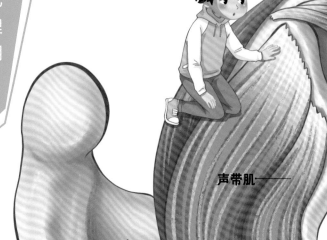

声带肌——

女生也有变声期吗？

男生、女生都会出现变声期。

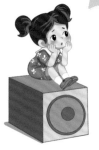

声带是发声器官的主要组成部分，位于喉腔中部。

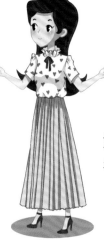

青少年从 14 岁开始变音，一般要持续半年左右。

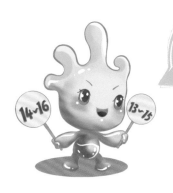

男生变声期在 14~16 岁，女生变声期在 13~15 岁。

声带张开时，出现一个等腰三角形的裂隙，称为声门裂，空气由此进出。

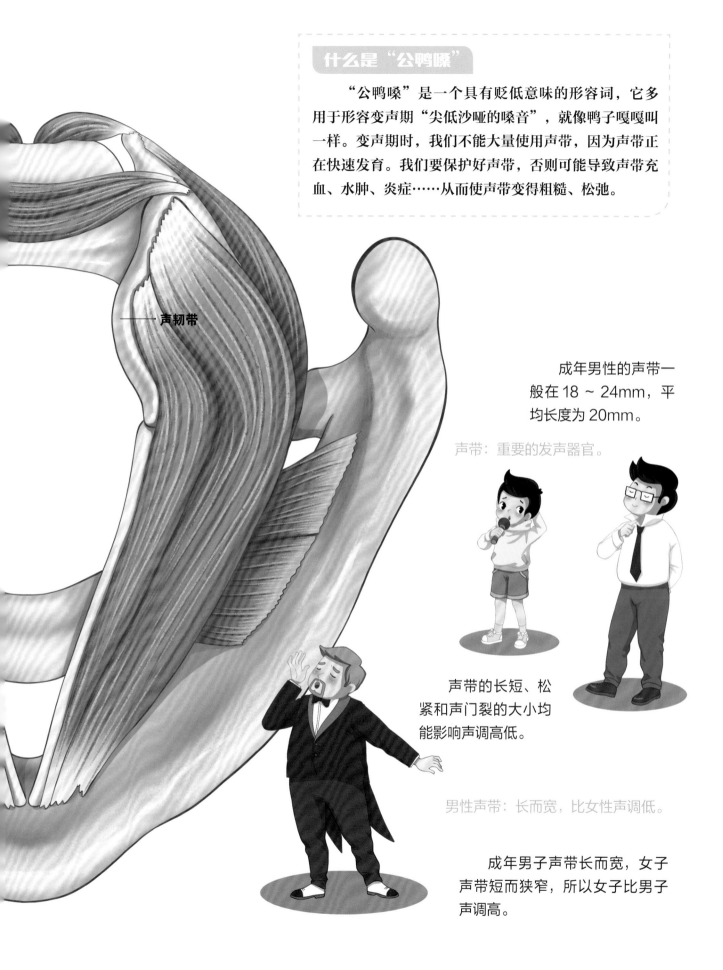

"公鸭嗓"是一个具有贬低意味的形容词，它多用于形容变声期"尖低沙哑的嗓音"，就像鸭子嘎嘎叫一样。变声期时，我们不能大量使用声带，因为声带正在快速发育。我们要保护好声带，否则可能导致声带充血、水肿、炎症……从而使声带变得粗糙、松弛。

——— 声韧带

成年男性的声带一般在 18 ~ 24mm，平均长度为 20mm。

声带：重要的发声器官。

声带的长短、松紧和声门裂的大小均能影响声调高低。

男性声带：长而宽，比女性声调低。

成年男子声带长而宽，女子声带短而狭窄，所以女子比男子声调高。

月经来了

妈妈今天很奇怪，有时闷闷不乐，有时非常暴躁。爸爸看了看日历，发现原来妈妈情绪波动的原因与月经有关。月经到来会影响性激素的分泌，很多研究表明女性的情绪与性激素水平有一定关系，因此女性在月经期间容易出现情绪失控的现象。

月经的成分主要是血液，除此之外还有子宫内膜组织碎片和宫颈黏液及脱落的阴道上皮细胞。

妈妈好辛苦，我们要爱护妈妈！

女性进入青春期后，子宫内膜受卵巢雌性激素和孕激素的影响会出现周期性变化而脱落，造成子宫出血，形成月经。

输卵管

卵巢

女人的初次月经被称为初潮，月经初潮标志着女性已经步入了青春期。

月经呈暗红色，颜色比静脉血稍深。

卵巢对女性的重要性

女性的卵巢功能就是帮助分泌雌激素、孕激素和一部分雄激素。如果卵巢功能可以正常分泌激素，说明女性身体比较年轻健康，而且看起来更加青春洋溢，并且体态玲珑、皮肤娇嫩，如果卵巢不能分泌这些激素，就会早衰。

月经的停止标志着女人进入绝经期，绝经期的平均年龄为 51 岁。

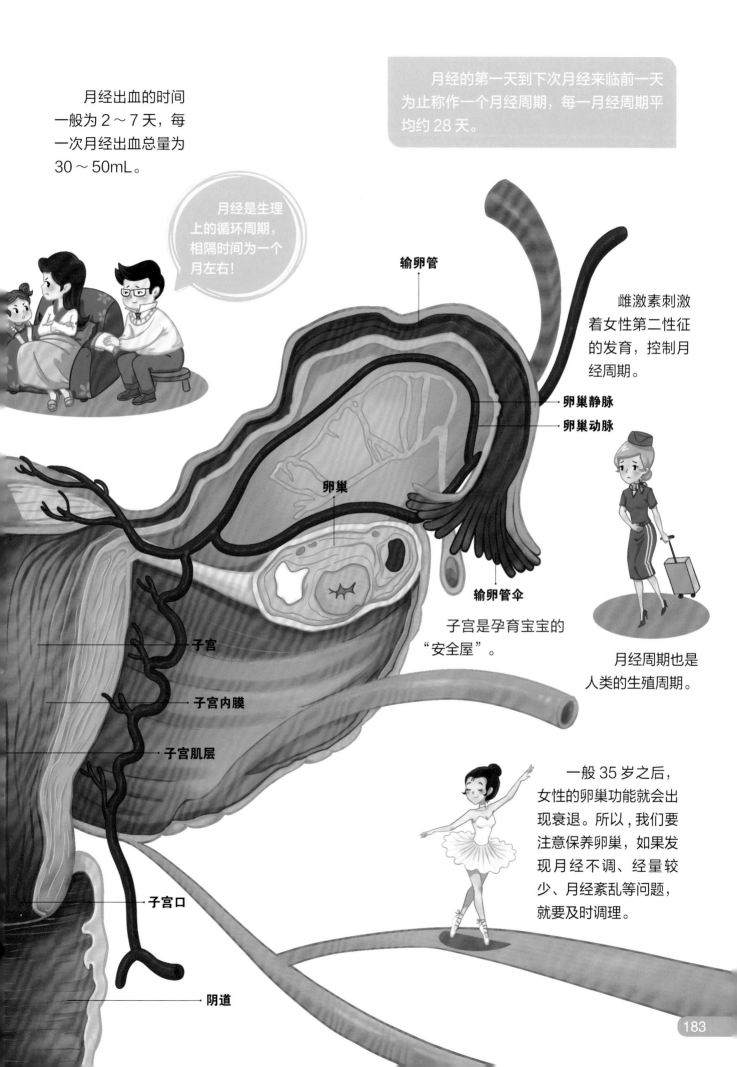

月经出血的时间一般为 2～7 天，每一次月经出血总量为 30～50mL。

月经的第一天到下次月经来临前一天为止称作一个月经周期，每一月经周期平均约 28 天。

月经是生理上的循环周期，相隔时间为一个月左右！

输卵管

雌激素刺激着女性第二性征的发育，控制月经周期。

卵巢静脉

卵巢动脉

卵巢

输卵管伞

子宫是孕育宝宝的"安全屋"。

月经周期也是人类的生殖周期。

子宫

子宫内膜

子宫肌层

一般 35 岁之后，女性的卵巢功能就会出现衰退。所以，我们要注意保养卵巢，如果发现月经不调、经量较少、月经紊乱等问题，就要及时调理。

子宫口

阴道

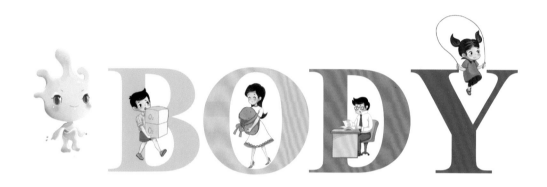